Iburg

Köstlich essen bei

Magen-Darm-Beschw

Anne Iburg

Köstlich essen bei Magen-Darm-Beschwerden

- Was schmeckt und richtig gut bekommt
- Vom Snack bis zum Festtagsmenü
- Mit 93 abwechslungsreichen Rezepten

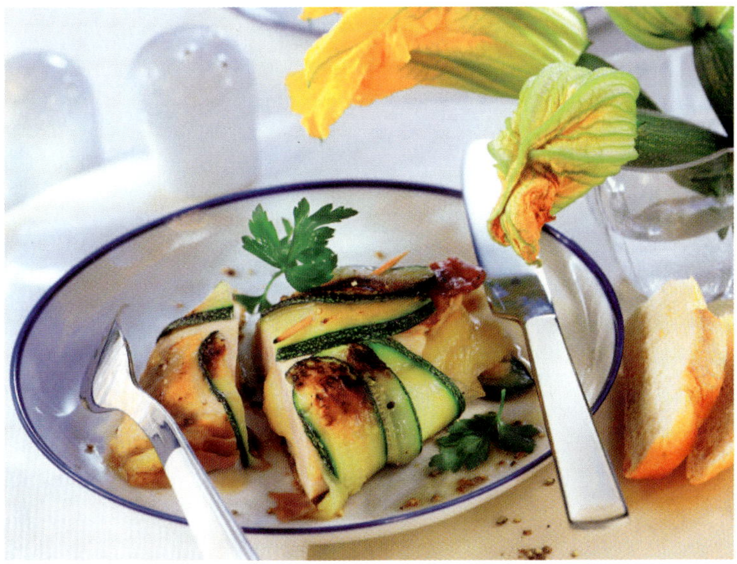

TRIAS

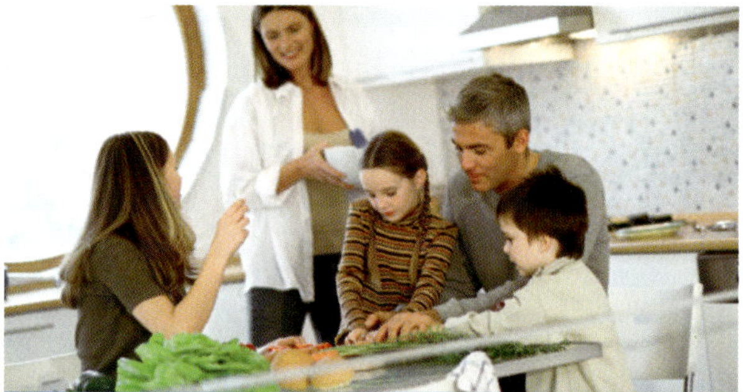

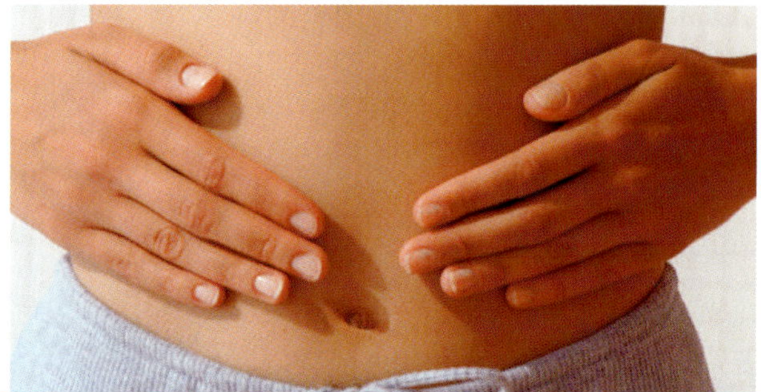

Einführung

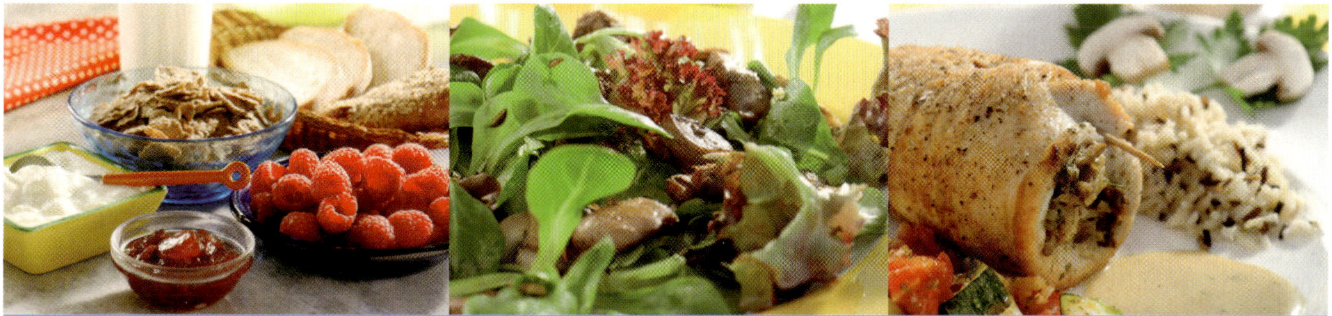

Rezepte

Frühstücksideen

Warme und kalte Kleinigkeiten

Warme Hauptgerichte

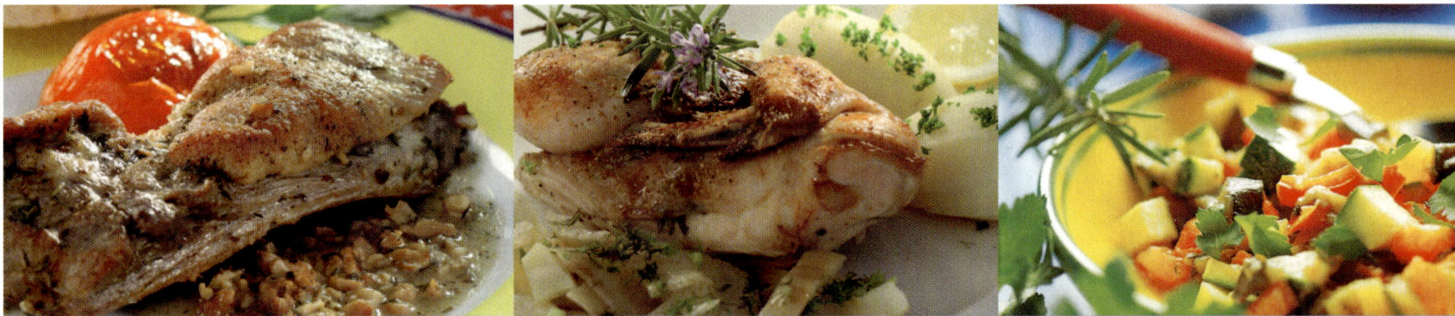

Rezepte

Desserts und Süßspeisen

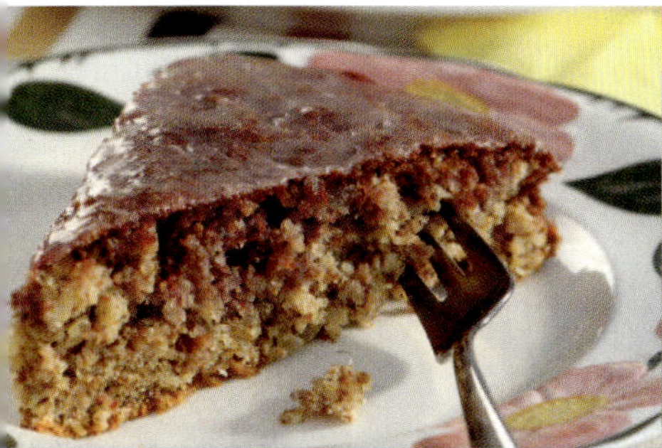
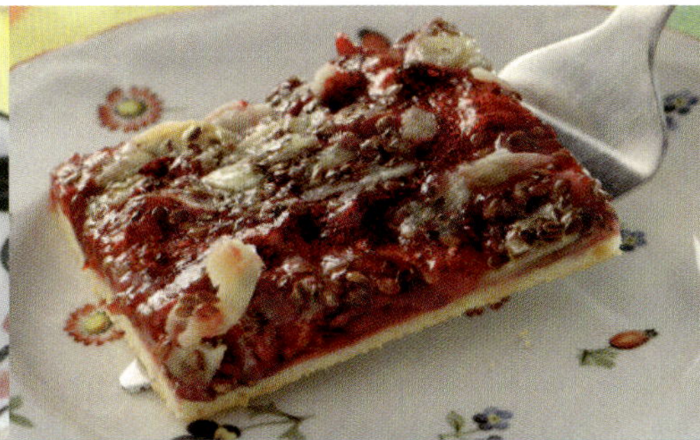
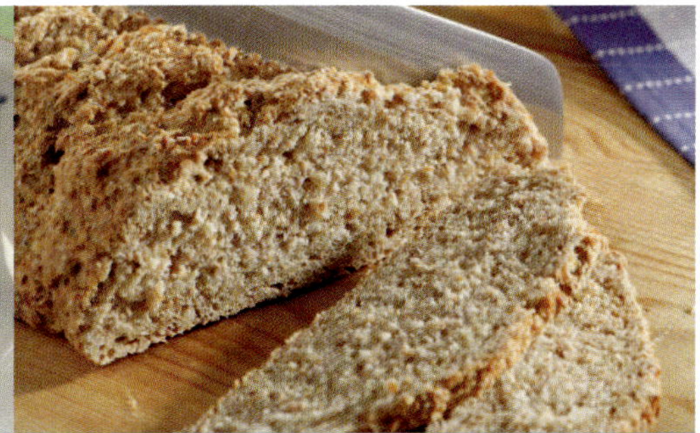

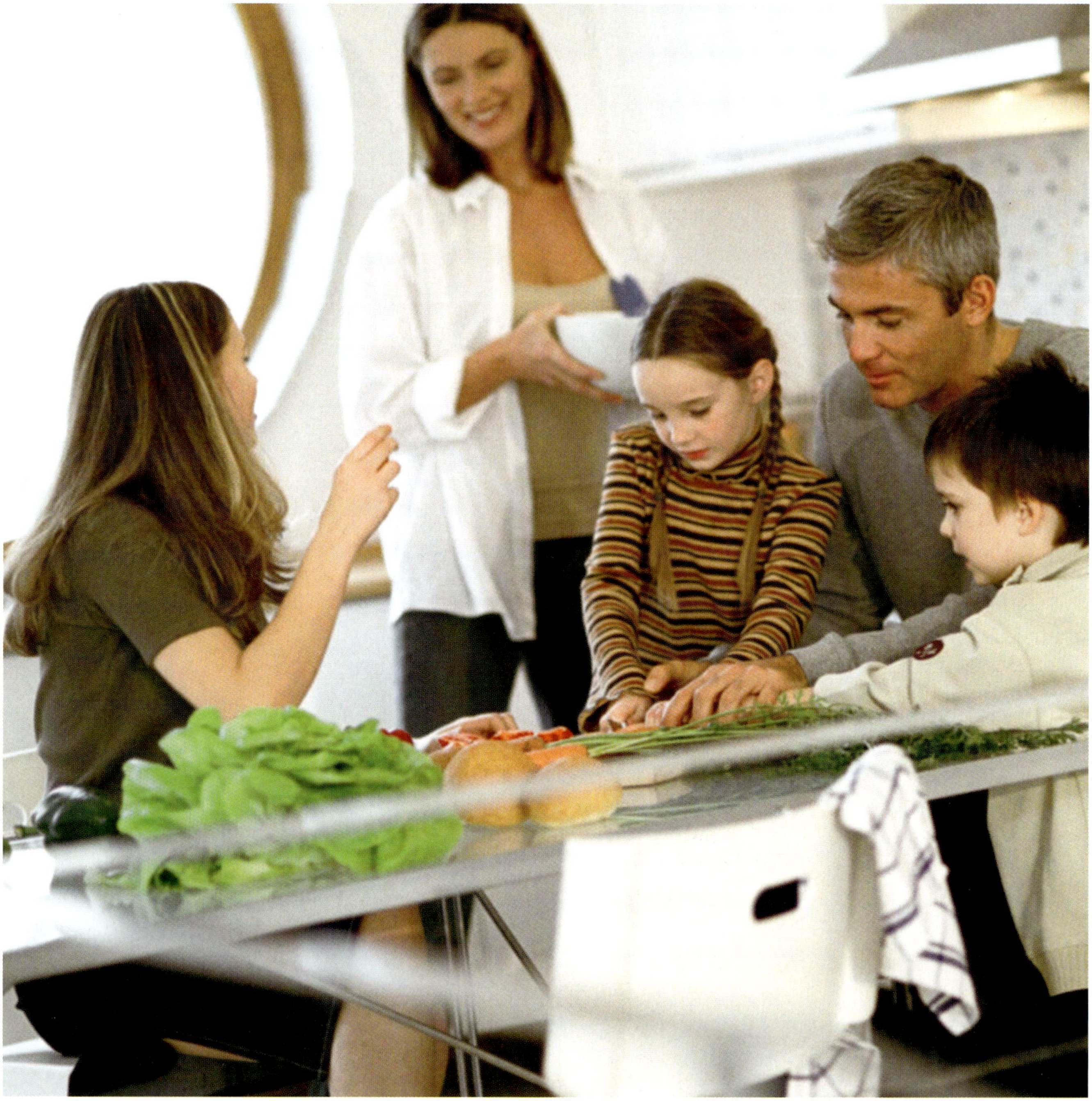

Liebe Leserinnen und Leser!

Jeder Bissen und jeder Schluck, der in Ihrem Mund verschwindet, macht eine lange Reise durch Ihren Körper. Im Durchschnitt dauert sie 24 Stunden, bis die Nahrung den sechs bis acht Meter langen Verdauungstrakt passiert hat.

Ihr Körper hat während dieser 24 Stunden viel zu tun. Im Magen-Darm-Trakt wird in den verschiedenen Abschnitten die Nahrung zerkleinert, aufbereitet, verdaut, der verwertbare Anteil aus dem Nahrungsbrei resorbiert und der Rest eingedickt sowie ausgeschieden. Bei diesen vielen Aufgaben, die der Magen-Darm-Trakt zu bewältigen hat, ist es also kein Wunder, dass er auch mal streikt.

Vermutlich hat jeder von Ihnen schon mal Magen- oder Darmbeschwerden gehabt. In den meisten Fällen halten die Beschwerden nicht lange an. Jedoch leiden immer mehr Menschen unter chronischen Beschwerden. Vielleicht kommen Sie gerade vom Internisten, der Ihnen mitgeteilt hat, dass Sie unter einem Reflux, einer Gastritis, einem Reizdarm oder gar unter Dickdarmkrebs leiden. Egal, was diagnostiziert wurde und wie schwer das Schicksal Ihrer Krankheit zu ertragen ist, lassen Sie den Kopf nicht hängen. Positiv zu denken und selbst aktiv zu werden, sind genauso wichtig wie eine gute medizinische Versorgung. Durch das Lesen dieses Buches haben Sie sich schon mal selbst bewiesen, dass Sie sich aktiv mit Ihrer Krankheit auseinandersetzen wollen. Das ist gut so, denn das ist der erste Schritt zur Genesung. Dieses Buch will mit Ihnen zusammen herausfinden, wie Sie mit einer leichten Korrektur Ihres Ernährungsverhaltens die Erkrankung besser in den Griff bekommen.

Es geht nicht darum, dass Sie jetzt eine strenge Diät einhalten müssen, sondern dass Sie lernen, die Symptome Ihrer Magen- oder Darmerkrankung besser wahrzunehmen, einzuordnen und Ihre Ernährung darauf einstellen.

Die Ernährungsumstellung soll auch nicht die medikamentöse Therapie Ihres Arztes ersetzen. In diesem Buch geht es darum, aktuelles Wissen aus Ernährungswissenschaft und Ernährungsmedizin praxisnah und handlungsorientiert zu vermitteln.

Eine Ernährungstherapie bzw. eine Diät kann keine Erkrankung des Magen- oder Darmtraktes heilen. Eine Ernährungstherapie dient alleine dazu, Ihre Symptome, unter denen Sie leiden, zu lindern. Ernährungsmedizinische Wundermittel gibt es bei Magen- und Darmerkrankungen nicht. Wer Ihnen Wunder verspricht, den sollten Sie stets mit Skepsis betrachten.

Dieses Buch versucht Ihnen kurz die Grundlagen der Verdauung zu vermitteln. Nach dem Lesen dieses Buches wissen Sie, wie Sie durch eine gesunde und leckere Ernährung Ihre Magen- und Darmbeschwerden beseitigen oder zumindest mindern können.

Sie lernen anhand dieses Buches, individuelle Unverträglichkeiten zu erkennen und daraus Schlüsse zu ziehen. So wird der eine oder andere feststellen, dass er keine Paprika mehr essen kann oder seinen Fettkonsum einschränken muss, um beschwerdefrei zu leben. Die Rezepte in diesem Buch sind alle besonders lecker und können von der ganzen Familie gegessen werden. Sie geben Ihnen eine gute Orientierung, was Sie essen können und wie Sie lieb gewonnene Familienrezepte verändern können, ohne weiterhin Magen- und Darmbeschwerden zu haben.

Viel Spaß beim Lesen und Ausprobieren der Rezepte wünscht Ihnen

Anne Iburg, im Juni 2006

Was Sie über Magen-Darm-Beschwerden wissen sollten

Die wichtigsten Informationen über Ihre Beschwerden finden Sie in diesem Kapitel. Kurz, knapp, verständlich und vor allem alltagstauglich.

Magen-Darm-Erkrankungen sind ein weites Feld. Sie reichen von gelegentlichen Magenbeschwerden bis zu schweren Erkrankungen wie Darmkrebs. Dieses Buch bemüht sich, Ernährungsempfehlungen für alle Erkrankungen des Magen-Darm-Trakts zu geben. Dabei geht es in erster Linie nicht um das Heilen einer Erkrankung, sondern darum, die Symptome zu lindern.

Magen-Darm-Trakt: unser Kontakt zur Außenwelt

Auch wenn die Ursachen für Magen-Darm-Erkrankungen nicht eindeutig geklärt sind, so lässt sich durch eine bewusste Ernährungsumstellung viel erreichen. Der Magen-Darm-Trakt als unser Verdauungsorgan hat den intensivsten Kontakt mit unserer Außenwelt. Der Magen-Darm-Trakt tritt täglich mit abertausend Stoffen in Kontakt und muss entscheiden, ob sie für unseren Körper gut sind oder nicht.

Schutzmechanismen

In der Regel ist unser Magen-Darm-Trakt sehr anpassungsfähig. Er verträgt eine riesige Auswahl an Lebensmitteln und kann aus diesen die für den Körper wichtigen Nährstoffe filtern und die nicht verdaubaren Reste ausscheiden. Dieser Vorgang ist äußerst komplex. Unser Magen-Darm-Trakt stellt sich permanent die Frage. Ist dieses in kleinste Einheiten zerteilte Stück Lebensmittel für den Körper brauchbar oder unbrauchbar? Nach der Entscheidung stellt sich die für Magen-Darm-Probleme entscheidende Frage: Wie halte ich die unbrauchbaren Stoffe fern? Der Magen-Darm-Trakt hat eine Vielzahl von Schutzmechanismen um unbrauchbare Stoffe auszusortieren und auszuscheiden. Die Abwehrmechanismen sind im Einzelnen nicht detailliert geklärt. Man weiß nicht, warum manche Menschen auf den Genuss von Bohnen mit schmerzhaften Blähungen reagieren und der andere von Kohlensäure besonders stark aufstoßen muss. Sie sollten dies als Hilferuf Ihres Magen-Darm-Traktes verstehen und versuchen, den Übeltäter für die unangenehmen Beschwerden herauszukriegen und ihn aus Ihrer Kost entfernen.

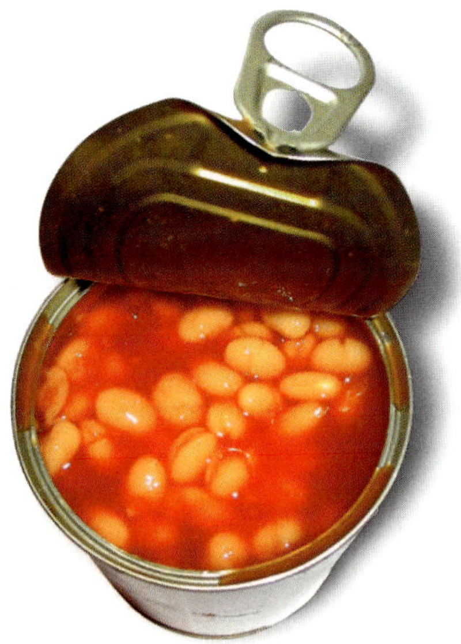

MEHR WISSEN

Stress schlägt auf den Magen

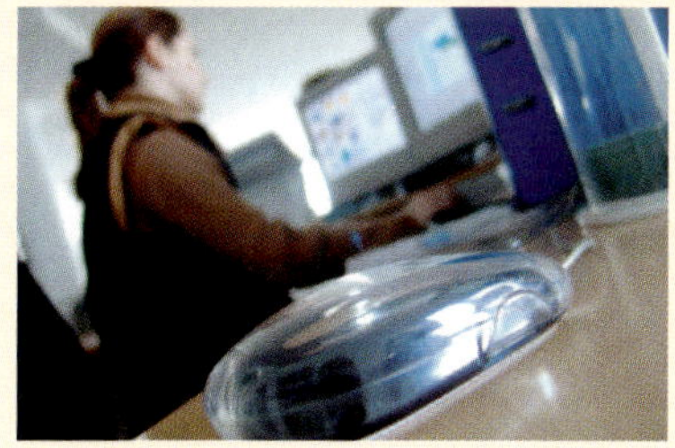

Redewendungen wie „Liebe geht durch den Magen“ oder „auf den Magen geschlagen“ weisen darauf hin, wie eng der Zusammenhang zwischen Verdauung und Wohlbefinden ist. Magen-Darm-Beschwerden wie Sodbrennen und Verdauungsstörungen sind in den westlichen Industrieländern zu Volkserkrankungen geworden. Ein stressgeplagter Alltag, verbunden mit einer falschen Ernährung und unzureichender Bewegung, sind häufig die Auslöser von Magen-Darm-Beschwerden.

Erlaubt ist, was bekommt

Die leichte Vollkost ist eine Mischkost. Sie unterscheidet sich von der gesunden Ernährung durch das Weglassen von Lebensmitteln oder Gerichten, die erfahrungsgemäß die Magen-Darm-Beschwerden auslösen. Da die Verträglichkeit von Lebensmitteln, Gerichten und Getränken von Person zu Person sehr unterschiedlich ist, muss der Einzelne selbst testen, welche Lebensmittel ihm bekommen. Das Motto der leichten Vollkost lautet also: „Erlaubt ist, was bekommt!“

Für den einen ist dies eine frohe Botschaft, denn er weiß sehr genau, was er nicht verträgt, für den anderen beginnt ein langer Prozess des Suchens von Lebensmitteln, die eine Unverträglichkeit auslösen. Bei der Suche nach den unverträglichen Lebensmitteln lohnt es sich, ein Ernährungstagebuch mit Symptomliste zu führen. In diesem Tagebuch halten Sie fest, was Sie gegessen haben und wie es Ihrem Magen-Darm-Trakt ergangen ist. Besondere Vorkommnisse wie Stress, Angst oder Ärger sollten Sie ebenfalls notieren, denn auch sie wirken sich auf Ihren Magen-Darm-Trakt aus.

Wie führe ich ein Ernährungstagebuch?

- DIN-A4-Heft verwenden
- jede Seite ist ein Tag
- direkt nach dem Essen notieren, was Sie gegessen und getrunken haben
- Anmerkungen wie „Stress“, „im Stehen gegessen“, „alleine gegessen“ vermerken
- besprechen Sie das Tagebuch mit Ihrem Partner, Ihrem Ernährungsberater und/oder mit dem Arzt

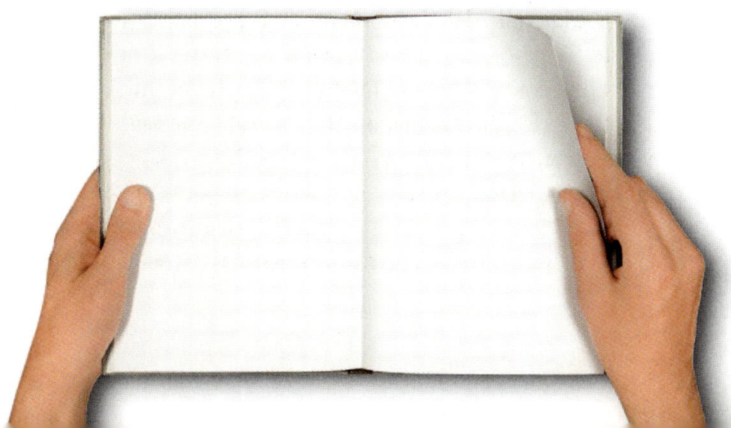

Ihr Essverhalten auf dem Prüfstand

Wichtig ist aber nicht nur, auf bestimmte Lebensmittel zu verzichten, sondern auch die Essgewohnheiten bewusst umzustellen. Dabei treten zwei Fragen in den Vordergrund: Essen Sie regelmäßig? Und: Was essen Sie? Im Durchschnitt isst der Bundesbürger zu viel Fett und zu wenig Ballaststoffe. Dieses Ungleichgewicht löst einen Großteil der Magen-Darm-Beschwerden aus.

Beschäftigen Sie sich doch mal mit der Frage, zu welchem Esstyp Sie gehören:

- Sind Sie ein schneller Esser oder essen Sie langsam?
- Essen Sie regelmäßig zu festen Zeiten?
- Essen Sie nur, wenn der Magen knurrt?
- Halten Sie sich permanent mit Essen auf?
- Machen Sie häufig Diäten?
- Macht essen Spaß oder ist es für Sie ein notwendiges Übel?

Der Darm ist ein Gewohnheitstier

Sie wissen schon, worauf ich hinaus will – Ihr Magen-Darm-Trakt funktioniert am besten, wenn er regelmäßig etwas zu essen bekommt. Sie sollten also in Ihren Tagesablauf drei feste Mahlzeiten und zwischendurch im optimalen Fall noch zwei kleine Zwischenmahlzeiten einplanen. Essen sollte natürlich auch Spaß machen und alles andere als ein notwendiges Übel sein. Nur wer gerne isst, hat ein gutes Gefühl beim Essen. Das Ausprobieren von verschiedensten Diäten schadet nicht nur auf Dauer Ihrer Figur, sondern auch Ihrem Magen-Darm-Trakt. Zu Beginn einer Diät produziert er zu viel Verdauungssaft und nach Ende einer Diät eher zu wenig. Dieses „Hin-und-Her“ mag der Darm nicht. Nicht nur der Mensch ist ein Gewohnheitstier, auch der Magen-Darm-Trakt liebt das Gewohnte. Er möchte regelmäßig etwas in einer ähnlichen Nährstoffzusammenstellung erhalten, dann ist das Risiko von Magen-Darm-Beschwerden am geringsten.

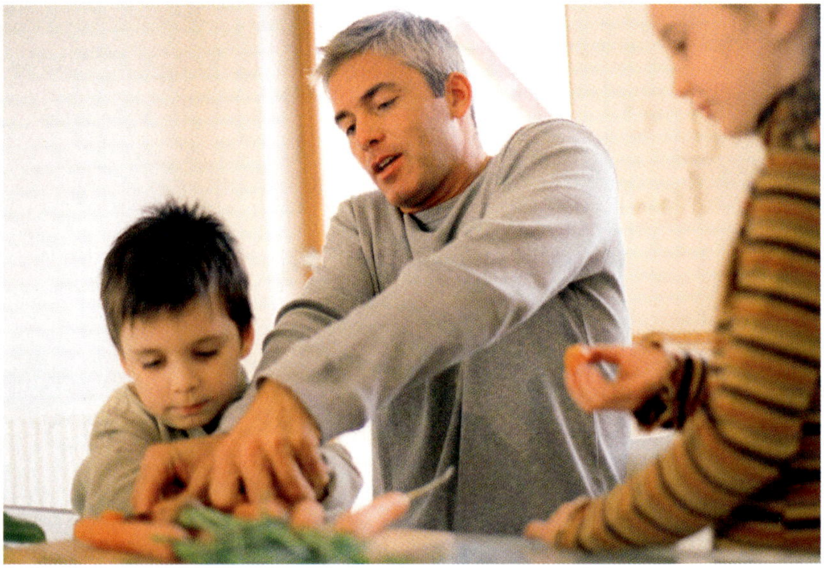

Der ideale Tag

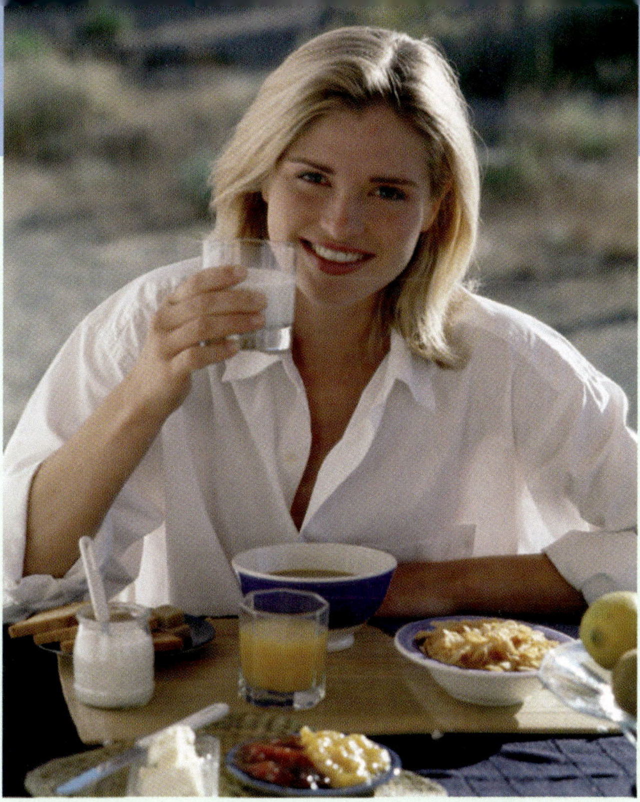

Tipps fürs Frühstück

Das Frühstück sollten Sie möglichst nicht ausfallen lassen. Einen Joghurt oder eine Scheibe Brot zu essen ist in der Regel besser als nichts. Frühstücken Sie bewusst. Setzen Sie sich dabei hin und nehmen Sie sich etwas Zeit. Eben nicht während der Autofahrt zur Arbeit oder im Stehen vor dem Kühlschrank. Hastiges Essen birgt die Gefahr in sich, dass Luft mitgeschluckt wird, und dies führt zu einem erhöhten Gasvolumen im Darm, das Beschwerden auslösen kann. Konzentrieren Sie sich aufs Frühstücken. Dabei sollte möglichst keine Zeitung gelesen oder der Einkaufszettel geschrieben werden.

Mittags

Es muss mittags nicht warm gegessen werden und es muss auch nicht die Hauptmahlzeit am Tag sein. Es ist jedoch wichtig, dass Sie über den Tag verteilt fünf Mahlzeiten essen. Essen Sie bewusst zu Mittag. Dazu gehört, dass Sie möglichst nicht am Arbeitsplatz essen, denn dort lässt man sie sich zu schnell von anderen Dingen ablenken. Wenn es sich einrichten lässt, sollten Sie möglichst in Gesellschaft mit anderen essen. Das lenkt von den Alltagssorgen ab und lässt sie bewusster genießen.

Abends

Falls Ihnen tagsüber die Ruhe zum Essen fehlt, spricht nichts gegen die Hauptmahlzeit am Abend. Das Abendessen sollten Sie in Ruhe genießen. Stellen Sie den Fernseher aus und vermeiden Sie, bei Tisch über Ihren Alltagsstress zu sprechen. Zu fettes Essen vertragen die meisten Menschen am Abend nicht mehr. Gönnen Sie sich besser leichte Gerichte. Dabei spielt es eine ungeordnete Rolle, ob es sich um warme oder kalte Gerichte handelt.

Und zwischendurch

- Trinken Sie möglichst 2 Liter Mineralwasser, Früchte- oder Kräutertee verteilt über den Tag.
- Als Zwischenmahlzeit eignet sich besonders gut ein Stück Obst oder ein Joghurt. Mehr sollte es nicht sein.

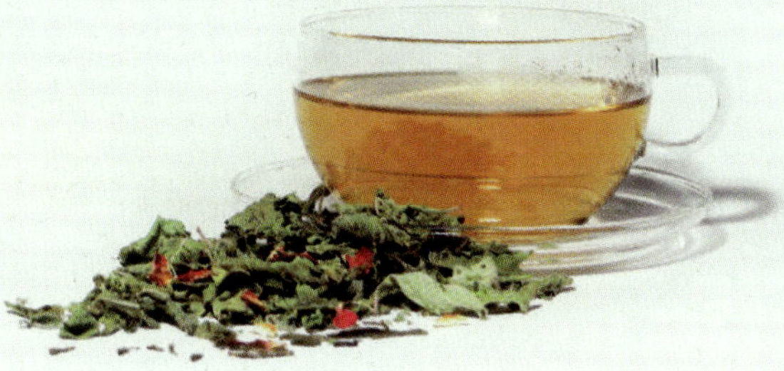

Was ist eigentlich Verdauung?

Schon bevor wir überhaupt den ersten Happen im Mund haben, arbeitet unser Magen-Darm-Trakt. Der bloße Anblick appetitlicher Gerichte oder der Duft von frischem Brot lässt uns buchstäblich das Wasser im Munde zusammenlaufen. Sobald etwas Essbares im Mund ankommt, beginnen Zunge und Zähne das Essen zu zerdrücken bzw. zu zerkleinern. Gleichzeitig wird kaltes Essen erwärmt und zu heißes Essen heruntergekühlt. Der Nahrungsbrei sollte sich im optimalen Fall möglichst unserer Körpertemperatur annähern. Dann beginnt die Verdauung – im Mund. Unsere Mundschleimhaut gibt stärkespaltende Speichelenzyme ab. Je länger wir kauen, umso besser sind stärkehaltige Lebensmittel vorverdaut.

MEHR WISSEN

Experiment Brotkauen

Wenn Sie es nicht glauben wollen, dann machen Sie den Selbsttest. Kauen Sie ein Stück Brot möglichst lange. Schieben Sie den Nahrungsbrei von der einen Backentasche in die andere und Sie werden feststellen, wenn Sie das Brotstück lange genug im Mund behalten, wird es süß schmecken. Die Stärke des Brotes wurde zu Zucker aufgespalten.

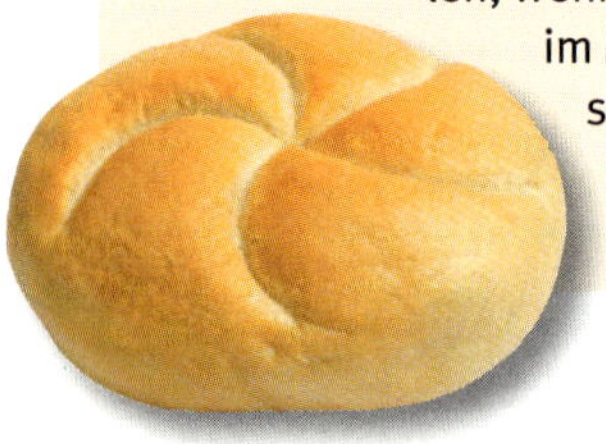

Die Speiseröhre: mehr als ein Fallrohr

Mit jedem Schlucken gleitet der Nahrungsbrei durch die Speiseröhre in den Magen. Die Speiseröhre ist ein schlauchförmiges muskuläres Organ, das durch zwei Verschlussmechanismen begrenzt ist. Vom Übergang der Speiseröhre in den Magen tritt die Speiseröhre durch eine Öffnung des Zwergfelles in den Bauchraum und mündet in den Mageneingang. Im Normalzustand ist das Verschlusssegment der Speiseröhre zum Magen hin geschlossen. Beim Schluckvorgang öffnet es sich und gibt den Nahrungsbrei in Portionen an den Magen ab.

Der Magen: Säurefabrik und Speicher

Ist der Nahrungsbrei im Magen angekommen, produziert die Magenschleimhaut den Magensaft. Es handelt sich dabei um ein Gemisch aus Schleim, Salzsäure und eiweißspaltenden Enzymen. Der angesäuerte Nahrungsbrei tötet Keime ab. Die verdaubaren Bestandteile der Nahrung werden aufgeschlossen. Der Magen hat ebenfalls eine Speicherfunktion. Je nach Zusammensetzung des Essens verweilt der Speisebrei zwischen zwei und neun Stunden im Magen. Der gut mit Magensaft durchmischte saure Nahrungsbrei wird kontrolliert über den Pförtner, einen Kontrollmuskel am Magenausgang, portionsweise in den Dünndarm entlassen. Verweildauer im Magen:

2 Stunden: leichte Gerichte wie z. B. Joghurt oder ein weich gekochtes Ei (überwiegend Eiweiß)

4 Stunden: Gerichte wie Linseneintopf, kurz gebratenes Fleisch mit Kartoffeln und Gemüse (reich an Kohlenhydraten)

9 Stunden: Schweres wie Schweinshaxe, Bratwürste, Aal, Ölsardinen

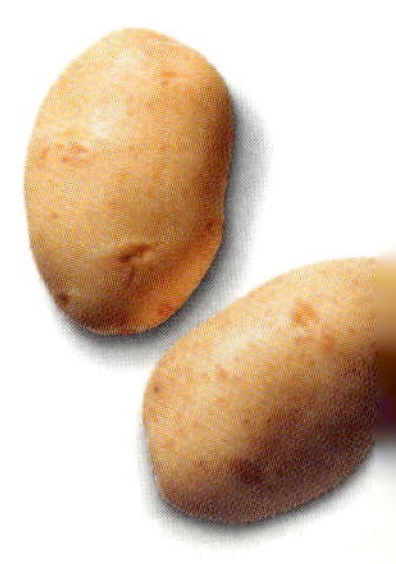

Bauchspeicheldrüse und Galle: der Werkzeugkasten

Beim Eintritt des Nahrungsbreis in den Zwölffingerdarm, dem oberen Darmabschnitt, geben Bauchspeicheldrüse und Gallenblase Verdauungssäfte ab. Die Verdauungssäfte neutralisieren den Nahrungsbrei und weitere Enzyme kommen hinzu, die erst ermöglichen, dass Fette, Eiweiß und Kohlenhydrate aufgenommen werden können.

Dünndarm: Energieproduzent und Schleuse

Hier kann der Nahrungsbrei endgültig verdaut und gespalten werden. Die Nährstoffe dringen durch die Darmwand, die mit Zotten (Aussackungen nach innen) ausgestattet ist, in die Blut- und Lymphbahn. Eiweiß und Kohlenhydrate werden zu kleinsten Einheiten gespalten, zu Aminosäuren und zu Einfachzucker abgebaut. Aus Fett entsteht Glycerin und Fettsäuren, die als so genannte Micellen über das Lymphsystem vom Körper aufgenommen werden.

Auch Vitamine und Mineralstoffe gelangen über den Dünndarm in den Körper. Sie müssen jedoch nicht durch Enzyme gespalten werden. Für jedes Vitamin, jeden Mineralstoff und jedes Spurenelement gibt es spezielle Aufnahmewege. Die Vitamine A, D, E und K werden beispielsweise zusammen mit Fett über die Micellen aufgenommen. Fehlt das Fett, werden sie unverdaut über den Dickdarm ausgeschieden.

Dickdarm: Müllabfuhr und Wasserreservoir

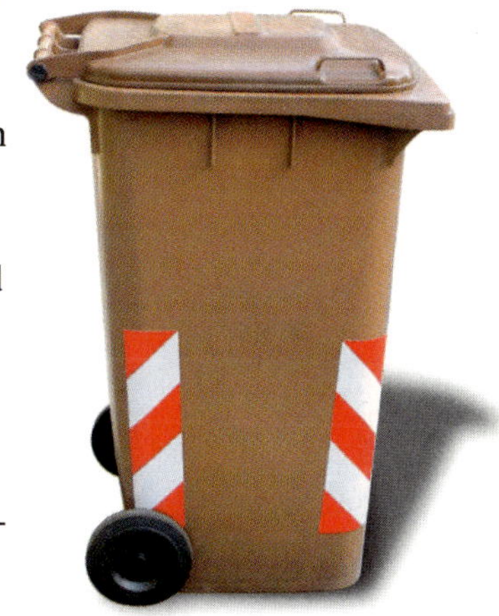

Wie schon der Name „Dickdarm“ sagt, wird hier der Speisebrei eingedickt. Den nicht verdaubaren Resten des Speisebreis wird Wasser entzogen. Um richtig verdauen zu können, benötigt der Magen-Darm-Trakt täglich etwa neun Liter Wasser. Dieses Wasser wird zum größten Teil aus dem Dickdarm in den Körper wieder zurückgeholt, also quasi recycelt. Übrigens gelangen dabei auch noch Mineralstoffe zurück in den Organismus. Es bedarf einer besonders guten Feinregulierung, damit der Stuhl die richtige Konsistenz hat. Um dies zu gewährleisten, braucht der Dickdarm eine gesunde Darmflora. Etwa 100 Billionen Bakterien der verschiedensten Art sind notwendig, damit unsere Verdauung optimal funktioniert.

Der Dickdarm ist im Vergleich zum restlichen Magen-Darm-Trakt am stärksten mit Bakterien besiedelt. Die Dickdarmbakterien brauchen vor allem Ballaststoffe als Nahrung. Das Zusammenspiel von gesunden Darmbakterien und Ballaststoffen hat somit einen Einfluss auf das Stuhlvolumen, dessen Konsistenz und Zusammensetzung. Eine gesunde Darmflora ist entscheidend für einen normalen Stuhlgang.

Der Enddarm ist mit ungefähr 15 bis 30 Zentimetern recht kurz. Er wird auch als Mastdarm oder Rektum bezeichnet. In ihm wird der Stuhl gesammelt und mithilfe des willkürlichen Nervensystems beim Toilettengang über den After geleert.

Steckbrief Sodbrennen

In den Industrieländern leidet jeder zehnte Erwachsene täglich und jeder Dritte gelegentlich an Sodbrennen. Über Sodbrennen klagen nahezu alle Patienten mit so genannten Refluxerkrankungen. Und Menschen mit Übergewicht sind besonders anfällig für Sodbrennen: 70 Prozent der Patienten mit Sodbrennen sind gleichzeitig zu dick. Nehmen Sie ab, geht auch das Sodbrennen zurück. Ergreifen Sie Ihre Chance: Die Rezepte in diesem Buch eignen sich alle zum Abnehmen.

Säurelocker ade

Es gibt eine Vielzahl von Nahrungsmitteln, die die Säureproduktion im Magen anregen. Sie reizen die Magenschleimhaut und lösen einen Säureüberschuss aus. Dazu gehören Kaffee, Alkohol, Süßigkeiten, scharfe Gewürze, Schokolade, Räucher- und Fertigbackwaren. Auch zu heißes oder zu kaltes Essen und Trinken lockt die Magensäure. Achten Sie daher darauf, dass Sie weder zu heiß essen noch eiskalte Getränke zu sich nehmen.

Zitrusfrüchte, Obstsäfte, kohlensäurehaltige Getränke, Weine, Sekt und Essig liefern zusätzlich Säure. Ungünstig, wenn der Magen ohnehin schon zu viel Säure produziert.

Weglassen, was lange im Magen liegt

Frittierte Speisen (z. B. Pommes frites, Backfisch), fette Fleisch- und Wurstwaren (z. B. Thüringer Mett), fette Backwaren (z. B. Cremetorten), Mayonnaise, Sahnesaucen sowie Eiscreme oder Schokolade sind alle sehr fettreich und verlangsamen die Verdauung. Der Magen muss viel Säure bereitstellen und begünstigt somit eine Übersäuerung und Sodbrennen.

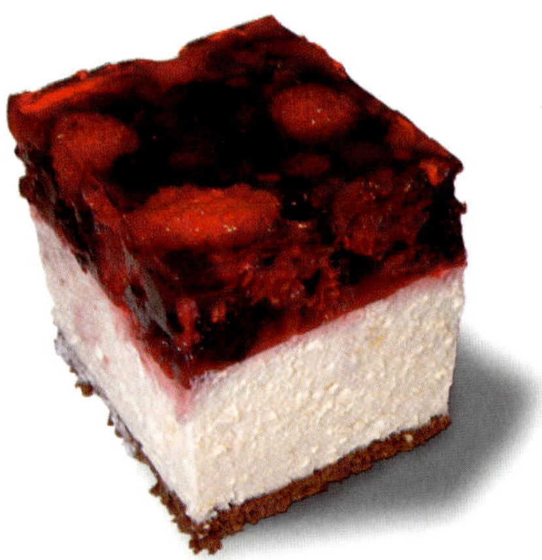

Essenzeiten einhalten

Essen Sie unregelmäßig? Lassen Sie häufig eine Mahlzeit aus? Essen Sie am liebsten zwischendurch? Dann besteht die Gefahr, dass der Magen mehr Säure produziert, als er für die Verdauung der Mahlzeit braucht. Essen Sie über den Tag verteilt fünf kleine Mahlzeiten. Und achten Sie darauf, dass die Abendmahlzeit besonders leicht ist und Sie sie drei bis vier Stunden vor dem Zubettgehen einnehmen.

SO WIRD'S GEMACHT

Akuthilfe bei Sodbrennen

- Trinken Sie ein Glas stilles, zimmerwarmes Mineralwasser
- Auch eine Tasse Kamillen-, Malven- oder Eibischtee schafft Abhilfe
- Kauen Sie Kaugummi
- Milde Breie helfen: Kartoffel-, Karotten-, Grieß- oder Reisbrei
- Schlafen Sie mit erhöhtem Kopfteil
- Legen Sie sich auf die linke Seite
- Tragen Sie nichts, was Ihren Unterleib einzwängt

Steckbrief Völlegefühl

Ein unangenehmes Völlegefühl stellt sich häufig ein, nachdem man schwer verdaubare Speisen verzehrt hat. Der Magen-Darm-Trakt ist nicht in der Lage, genügend Verdauungssekret zu produzieren. Die Verdauung gerät ins Stocken und ein unangenehmes Völlegefühl ist die Folge. Es handelt sich dabei in der Regel um keine Erkrankung. Durch eine bewusste und gesunde Ernährung löst sich das Problem oft von selbst.

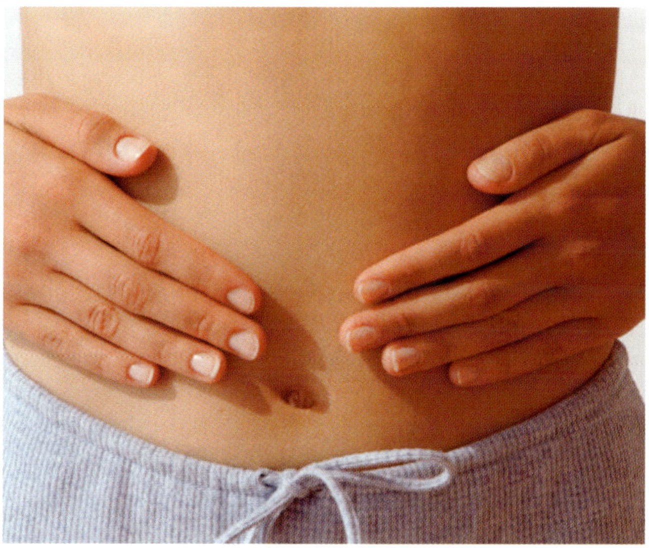

Richtig essen bei Völlegefühl

Das Essen liegt schwer im Magen, da es zu viel und zu fett war oder weil Sie Lebensmittel gegessen haben, die schwer verdaubar sind. Wenn Sie permanent ein Völlegefühl plagt, hilft ein Ernährungstagebuch (Seite 11). Versuchen Sie, generell bewusster zu essen und sich ganz bewusst Zeit für die Mahlzeiten zu nehmen. Essen Sie sich nicht pappsatt, sondern behalten Sie den Vorsatz im Kopf: „Es sollte stets noch Platz für eine Nascherei oder ein Lieblingssnack sein."

Achten Sie auch auf versteckte Fette

Meist ist es nicht die (sichtbare) Butter auf dem Brot, sondern die Sahnetorte, das Stück Schokolade, der Fleischkäse oder die Bratwurst, was schwer im Magen liegt. Versuchen Sie, Fettbomben künftig aus dem Weg zu gehen oder zumindest nur ab und zu zu essen.

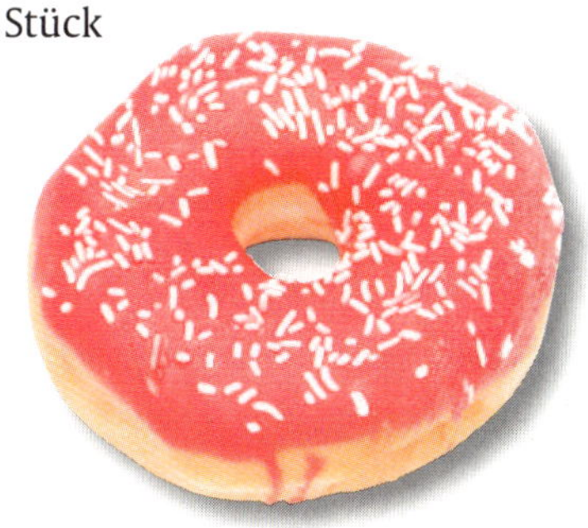

Mögliche Auslöser

Beim einen zwickt der Rosenkohl im Bauch, den anderen zerreißt es, wenn er rohe Zwiebeln isst. Den dritten plagt ein Völlegefühl nach dem Verzehr von Walnüssen und der vierte verträgt kein Schmalzgebäck. Es ist eigentlich ganz einfach: Wenn der Übeltäter gefunden ist, lassen Sie ihn in Zukunft einfach weg.

Steckbrief Blähungen

Blähungen, solange sie nicht schmerzhaft sind, gehören zu einer gesunden Verdauung – auch wenn sie in manchen Situationen äußerst störend sind. Blähungen entstehen, wenn sich Darmgase ansammeln und zusammen mit oder ohne Stuhlgang abgegeben werden. Von Blähungsbeschwerden spricht man, wenn der Patient das Gefühl hat, sein Bauch sei mit Luft gefüllt, und er empfindet diesen Zustand als äußerst unangenehm und schmerzhaft. Ab wann ein Mensch die Dehnung der Darmwände als schmerzhaft empfindet, das ist sehr individuell.

Die Ursachen für Blähungen sind sehr unterschiedlich: Hastiges Essen oder Trinken von kohlensäurereichen Getränken kann vermehrt Luft in den Darm befördern. Auch gasbildende Bakterien im Darm können Schmerzen auslösen: Wird Zucker nur unvollständig aus dem Darm aufgenommen, kann dies der Grund für extreme Blähungen sein. Häufig lösen Fruchtzucker oder auch Zuckeraustauschstoffe wie Sorbit und Mannit Blähungsbeschwerden aus. Und manchmal liegt es auch an einem erhöhten Schmerzempfinden und gar nicht an der Luft im Darm. Um Blähungsschmerzen zu lindern, muss die Ursache gefunden werden.

Richtig essen bei Blähungen

Gehen Sie Lebensmitteln, die Blähungsschmerzen auslösen, konsequent aus dem Weg. Auch ein zu saures Milieu im Dickdarm führt zur Ansammlung von Gasen und Blähungen. Eine ballaststoffreiche Ernährung mit viel Obst, Gemüse, Getreideprodukten und probiotischen Milchprodukten neutralisiert den Nahrungsbrei und lindert Blähungen.

Gut verträgliches Gemüse essen

- **Gemüse:** Bei vielen lösen Kohl, Paprika, Zwiebeln und Hülsenfrüchte Blähungen aus. Doch auf Gemüse ganz zu verzichten, das wäre falsch. Auch Sie finden Gemüsesorten, die Sie gut vertragen. Dazu gehören in der Regel Tomaten, Zucchini, Auberginen, Fenchel, Karotten, Spinat, Spargel, Schwarzwurzeln und vieles mehr. Von den verträglichen Gemüsesorten sollten Sie täglich zwei Portionen essen.
- **Obst:** Wenn keine Fruktoseintoleranz vorliegt, löst Obst meist keine Blähungen aus. Essen Sie zwei bis drei Stück am Tag.
- **Probiotika:** Wer probiotische Milchprodukte isst, sorgt für eine gesunde Darmflora und für ein neutrales Milieu im Dickdarm.
- **Vollkorn:** Wenn Lebensmittel kürzer im Dickdarm verweilen, dann bleiben Blähungen aus, da die Gase über den Stuhl mit ausgeschieden werden. Also, Vollkornbrot essen!
- **Wasser:** Wenn Sie weniger als 2 Liter am Tag trinken, dann ist der Nahrungsbrei zu dick und passiert den Magen-Darm-Trakt langsamer. Mit Kräuter- und Früchtetee verflüchtigen sich die Gase meist unbemerkt beim Toilettengang.

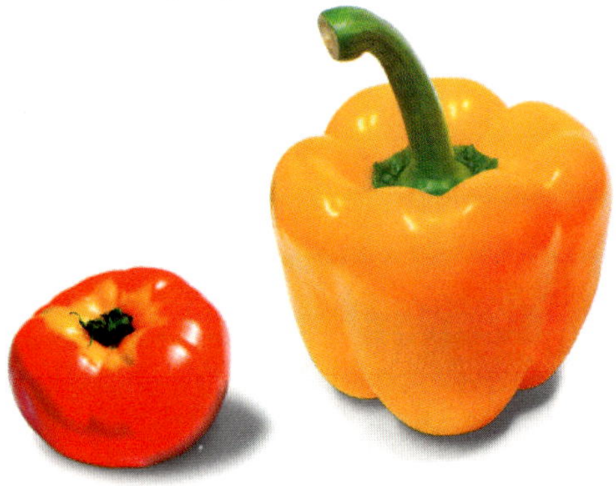

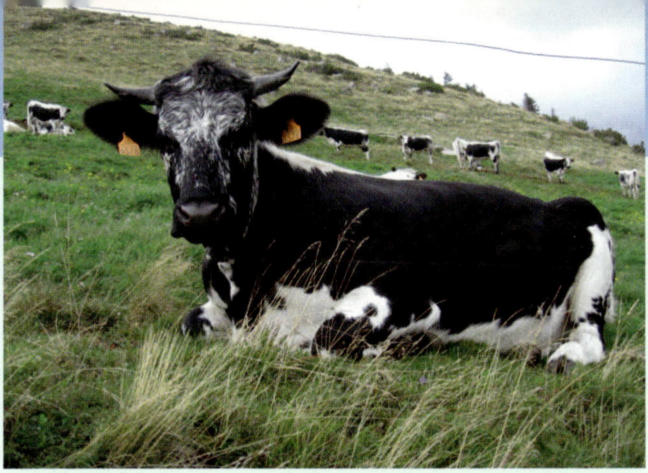

Krämpfe oder Durchfall durch Milch?

Insbesondere bei Menschen, die generell Probleme mit Magen-Darm-Erkrankungen haben, manifestiert sich ein Laktasemangel. Wer unter einer Laktose-Intoleranz oder einem Laktasemangel leidet, verträgt keine Milch und/oder keine Milchprodukte, da ihm das Enyzm Laktase fehlt oder nur noch unzureichend vom Körper produziert wird. Die Laktose, der Milchzucker, wird im Dünndarm nicht oder nur unzureichend abgebaut und gelangt in den Dickdarm. Dort werden die Darmbakterien mit dem Milchzucker überfüttert. Die Darmbesiedlung verändert sich – Durchfall ist die Folge. In Deutschland leidet etwa jeder siebte unter einer Laktose-Intoleranz.

Laktase fehlt

Ein Laktase-Mangel lässt sich medizinisch feststellen: Es handelt sich also nicht um eine allgemeine Unverträglichkeit. Wer also eindeutig sagen kann, dass er keine Milch verträgt, sollte einen Facharzt aufsuchen. Auch wenn Sie unter einer Laktose-Intoleranz leiden, heißt das noch nicht, dass sie gar keine Milch mehr vertragen. Dies muss ausgetestet werden. Der eine reagiert schon auf Spuren von Milch und der andere verträgt sogar die Milch im Kaffee. Viele haben keine Probleme mit Sauermilchprodukten.

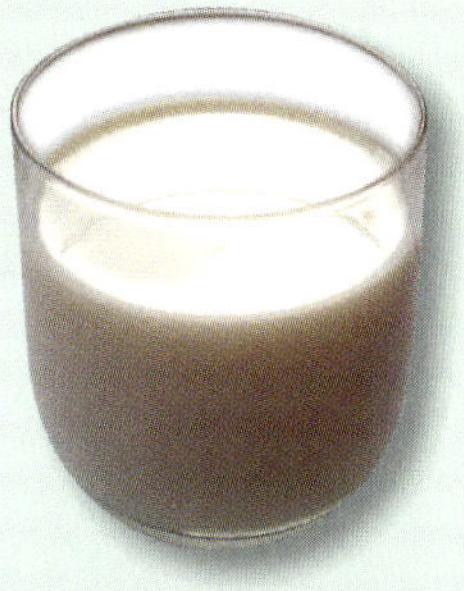

Was bedeutet das für Ihre Ernährung?

- Bei Laktasemangel werden bei einem Teil der Patienten gut vertragen: Joghurt, lang gereifte Käsesorten, Buttermilch, Dickmilch, Kefir, saure Sahne, Crème fraîche und Sauerrahmbutter.
- In der Regel treten Probleme auf beim Genuss von Vollmilch, fettreduzierter Milch, Süßrahmbutter, Vollmilchschokolade, Milchreis, Kaffeesahne, Kondensmilch, süßer Sahne und Frischkäse sowie bei Pudding und Saucen auf Basis von Milch oder Magermilchpulver und Fertiggerichten, die mit Magermilchpulver angereichert sind.
- Schafs-, Ziegen- und Pferdemilch enthalten ebenfalls Laktose und können nicht die Kuhmilch ersetzen.
- Laktosefreie Milch findet man heute im Supermarkt – sie stellt eine gute Alternative dar, wenn Sie sie vertragen.

MEHR WISSEN

Woher kommt jetzt das Kalzium?

Falls Sie auf Milch verzichten, ist es sinnvoll, Ihren Kalziumbedarf mit einem kalziumreichen Mineralwasser zu decken. Bei einer schweren Laktose-Intoleranz sollten Sie mit Ihrem Arzt über ein Kalziumpräparat sprechen.

Mineralwässer mit hohem Kalziumgehalt (in mg/l):

St. Margareten	578
Imnauer Apollo	548
Alwa Mineralwasser	485
Elisabethquelle	465
Gemminger Quelle	426
Rietenauer	412
Förstina Sprudel Eichenzell	380
Fortuna Quelle	380
Wildberg Quelle	370
Luisen Brunnen	367
Gerolsteiner Sprudel	347
Gerolsteiner Stille Quelle	337
St. Gero Heilwasser	331

Steckbrief Verstopfung

Etwa 20 bis 30 Prozent der Bevölkerung in den Industrieländern leiden an Verstopfung, Frauen sind häufiger betroffen als Männer. Die normale Stuhlfrequenz variiert von Mensch zu Mensch von dreimal täglich bis dreimal wöchentlich. Bei einer Verstopfung ist die Entleerung jedoch schwierig und tut weh. Auch ein Gefühl von unzureichender Stuhlentleerung oder ein aufgeblähter Bauch sind möglich. Die Angst vor den Schmerzen kann zu einer Unterdrückung des Stuhlentleerungsreizes führen, was nicht selten einen Teufelskreis zur Folge hat.

Richtig essen, mehr trinken

Die häufigste Ursache der Verstopfung ist eine Kombination aus zu geringer Flüssigkeitszufuhr, zu wenig Ballaststoffen in der Ernährung und zu geringer körperlicher Bewegung. Werden diese Ess- und Lebensgewohnheiten geändert, sind die meisten Menschen rasch beschwerdefrei.

Ballaststoffe: Essen Sie fünf Portionen Obst und Gemüse. Anstelle von Weißmehlbrot, -kuchen und -gebäck entscheiden Sie sich besser für Vollkornprodukte. Auch Müsli, Weizenkleie und Leinsamen kurbeln die Verdauung an.

Trinken: Meistens wird zu wenig getrunken. Wer seine Ernährung auf ballaststoffreichere Kost umstellt, sollte täglich zwei bis drei Liter Flüssigkeit zu sich nehmen. Wasser, Kräuter- und Früchtetees sind die besten Durstlöscher.

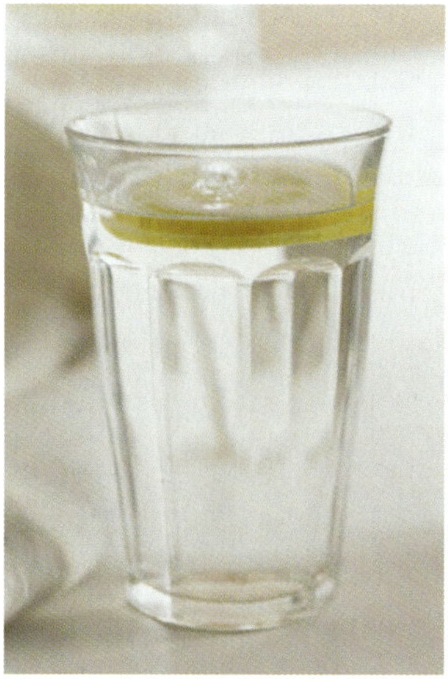

◀ Oft ein Faktor bei Verstopfung: wenn zu wenig getrunken wird.

MEHR WISSEN

Teufelskreis Abführmittel

Beim normalen Stuhlgang wird nur ein kleiner Dickdarmabschnitt entleert. Die nächste natürliche Stuhlentleerung erfolgt, wenn dieser Abschnitt wieder gefüllt ist. Ein Abführmittel in Form eines Medikamentes entleert jedoch den gesamten Dickdarm oder sogar Teile des Dünndarms. Bis zum nächsten natürlichen Stuhlentleerungsreflex vergeht mehr Zeit als gewohnt. Aus Ungeduld greifen viele Betroffene erneut zum Abführmittel, was auch den gewünschten Erfolg bringt. Durch die unnatürliche starke Darmentleerung gehen dem Körper viel Wasser und vor allem der Mineralstoff Kalium verloren. Ein Teufelskreis: Fehlt dem Körper Kalium, wird der Darm träge, verstopft wieder.

Die Verdauung natürlich in Schwung bringen

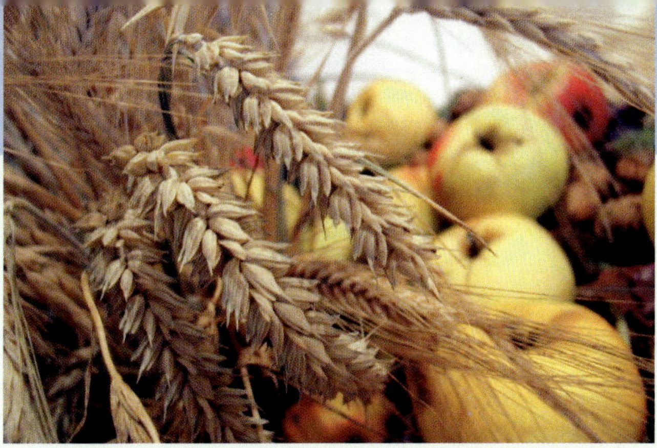

Leinsamen

Wirkung: Die braunen bzw. geschälten goldgelben Körner enthalten viele Ballaststoffe, die im Darm aufquellen und ihn in Bewegung setzen.
Wie viel? 1 bis 2 Esslöffel täglich. Im Müsli oder unter den Früchtequark oder -joghurt gerührt.
Wissenswert: Reichlich trinken. Ein Glas Wasser pro Esslöffel Leinsamen sind optimal, denn die Körnchen brauchen viel Flüssigkeit zum Quellen.

Sauerkraut

Wirkung: Das vergorene Kraut liefert viel Milchsäurebakterien. Sie bringen den Darm in Schwung und zusammen mit den Ballaststoffen aus dem Kraut wirkt es leicht abführend.
Wie viel? Täglich eine Portion von 100 g wären optimal. Alternativ hilft auch ein Glas Sauerkrautsaft oder Brottrunk.
Wissenswert: Auf nüchternen Magen hat Sauerkraut und auch der Saft den größten Erfolg.

Milchzucker

Wirkung: Milchzucker hat eine stuhlauflockernde Wirkung. Er ist ein idealer Nährstoff für die Darmbakterien und sorgt dadurch für eine gesunde Darmflora.
Wie viel? 1 bis 2 Esslöffel täglich. Rühren Sie ihn in ein Milchprodukt oder auch in ein Getränk ein. Er hat nur wenig Süße.
Wissenswert: Milchzucker ist ein mildes Abführmittel, das vielleicht auch erst nach einer Woche zu durchschlagendem Erfolg führt.

Trockenpflaumen

Wirkung: In Trockenpflaumen und auch in anderem Trockenobst steckt viel Fruchtzucker. Fruchtzucker konzentriert wirkt leicht abführend und ist ein ideales natürliches Abführmittel.
Wie viel? 2 bis 6 Trockenpflaumen sollten über Nacht eingeweicht in Wasser auf nüchternen Magen gegessen werden.
Wissenswert: Ein Glas Pflaumensaft auf nüchternen Magen wirkt ebenso gut. Unters Müsli gemischt, entfalten Trockenfrüchte ebenfalls ihre Wirkung.

Sauermilchprodukte

Wirkung: Nicht nur probiotische Milchprodukte, auch klassischer Joghurt, Kefir oder Dickmilch sorgen für eine gesunde Darmflora, kurbeln die Verdauung an und verhindern Verstopfung.
Wie viel? Jeden Tag Joghurt, Kefir oder Dickmilch. Sie wirken eher auf lange Sicht und gehören daher täglich auf den Speiseplan.
Wissenswert: Probiotische Milchprodukte enthalten magenresistente Milchsäurebakterien. So ist garantiert, dass die Milchsäurebakterien in ausreichend großer Menge in die tieferen Darmabschnitte gelangen.

Vollkornprodukte

Wirkung: Bei ausreichender Flüssigkeitszufuhr quellen Ballaststoffe und regen die Darmbeweglichkeit an. Außerdem dienen sie den Darmbakterien als Nährstoff und sorgen für eine gesunde Darmflora.
Wie viel? 2 bis 3 Scheiben Vollkornbrot pro Tag. Statt Kuchen und Kekse aus Weißmehl zu backen, sollten Sie dunklere Mehlsorten verwenden.
Wissenswert: Mehrkornbrötchen sind meist keine Vollkornbrötchen. Sie enthalten Sonnenblumenkerne, Mohn, Leinsamen, Sesam und Kürbiskerne und eher wenig Getreideballaststoffe.

Steckbrief Durchfall

Man spricht von Durchfall, wenn die Stuhlentleerung häufiger als dreimal täglich stattfindet und die Stuhlbeschaffenheit flüssig oder weich ist. Da der Stuhl sehr wässrig sein kann, muss die Toilette meist auch sehr schnell aufgesucht werden. Bei gesunden Erwachsenen sind Durchfälle, die nur wenige Tage dauern, meist harmlos. Die häufigsten Ursachen eines akuten Durchfalls sind verdorbene Lebensmittel, eine Darmgrippe oder Reisedurchfall. Bleibt der Durchfall mehrere Tage, sind die Auslöser stets Bakterien oder Viren. Gerade dann sollten Sie ausreichend trinken und die Elektrolyte wieder zuführen.

Bei vielen Magen-Darm-Krankheiten ist Durchfall ein Symptom, das lange anhält. Wasser und Elektrolyte können im Dickdarm gar nicht oder nur teilweise ins Körperinnere aufgenommen werden und dem Darm fehlen wasserbindende Stoffe. Die Darmflora ist häufig im Ungleichgewicht.

Richtig essen bei Durchfall

Um die Darmflora in ein stabiles Gleichgewicht zu bringen, ist eine gesunde Ernährung von entscheidender Bedeutung. Neben Ballaststoffen in Form von Gemüse, Obst und Getreideprodukten können auch probiotische Lebensmittel helfen. Und: trinken nicht vergessen!

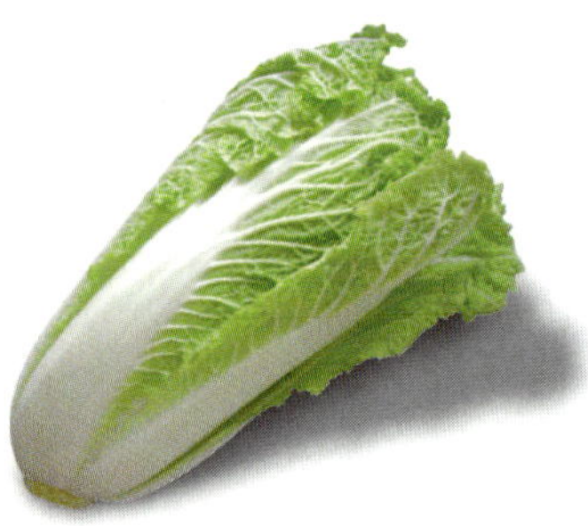

Viel Obst und Gemüse

Versuchen Sie, täglich zwei bis drei Stück Obst und zwei Portionen Gemüse zu essen. Die sekundären Pflanzenstoffe und Ballaststoffe helfen Ihrer Darmflora, sich zu erneuern. Außerdem sind Gemüse und Obst reich an Kalium. Dieses Elektrolyt verliert der Körper insbesondere bei länger dauerndem Durchfall.

Brot, Kartoffeln, Reis und Nudeln

Zwei bis drei Scheiben Brot und eine Portion Kartoffeln, Reis oder Nudeln gehören auf Ihren Speiseplan. Viele, die unter Durchfall leiden, trauen sich nicht an Vollkornprodukte. Ein Weiß- oder Mischbrot ist in solchen Situationen oft besser verträglich als Müsli oder Vollkornbrot.

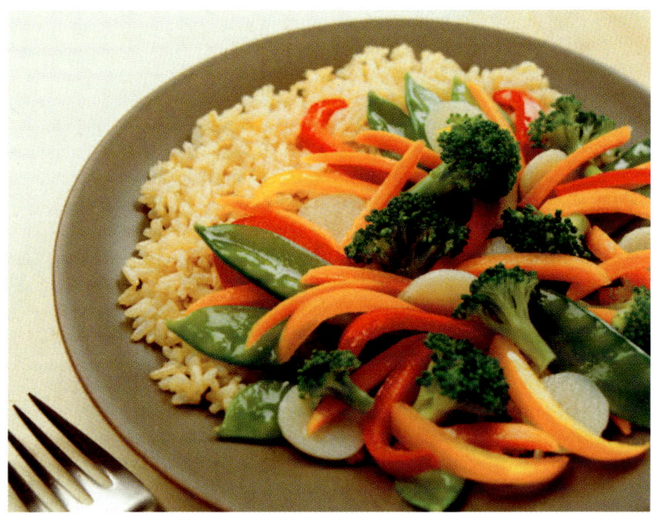

Probiotika? Ja bitte!

Das Kühlregal im Supermarkt ist voll mit probiotischen Milchprodukten. Viele Studien belegen, dass sie für eine gesunde Darmflora sorgen. Damit auch Ihre Darmflora schnell wieder intakt ist, sollten Sie täglich einen Joghurt oder ein Sauermilchprodukt essen. Es muss nicht unbedingt ein probiotisches Milchprodukt sein. Beim Genuss von Probiotika sind Sie jedoch auf der sicheren Seite, dass auch aktive Milchsäurebakterien im Dickdarm ankommen.

Trinken – so viel nur geht

Durch Dursten lässt sich kein Durchfall stoppen. Bitte trinken Sie genügend! So viel wie nur geht. Neben Mineralwasser, Früchte- und Kräutertee dürfen es auch Buttermilch, Molkegetränke oder auch Fruchtsaftschorlen sein, wenn Sie sie vertragen.

MEHR WISSEN

Fruktose-Intoleranz

Von einer Fruktose-Intoleranz spricht man, wenn das Enzym Aldolase B nicht oder nicht in ausreichender Menge im Dünndarm vorliegt. Ist die Enzymaktivität der Aldolase B reduziert, kann der Fruchtzucker aus dem Speisebrei im Dünndarm nicht vollständig resorbiert werden. Er gelangt in den Dickdarm. Dort wird er von den Darmbakterien zu Gasen und Fettsäuren abgebaut. Die Gase erhöhen den Druck auf die Darmwände, können so Schmerzen verursachen und lösen Blähungen aus. Die vermehrte Stoffwechselleistung der Bakterien erhöht die Darmperistaltik und verursacht letztendlich Durchfall. Wenn Sie den Eindruck haben, Sie vertragen keine

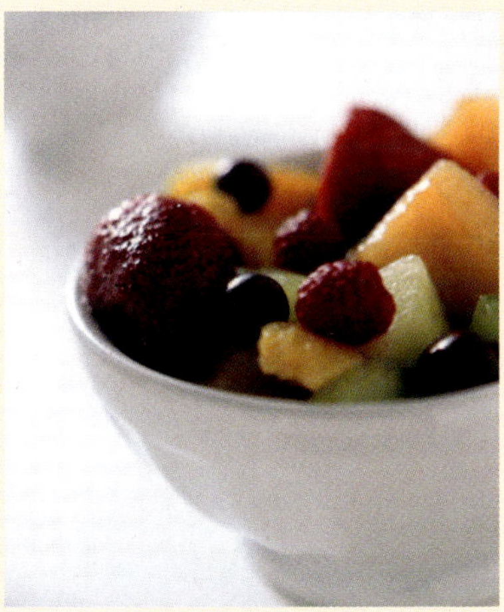

Fruchtsäfte und kein Obst, insbesondere Weintrauben und sehr reife Bananen, dann sollten Sie sich beim Facharzt untersuchen lassen, ob das Enzym Aldolase B reduziert ist.

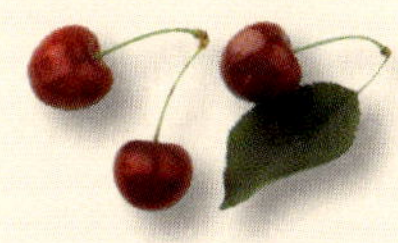

Was ist bei einer Fruktose-Intoleranz zu tun?

In jedem Stück Obst steckt Fruktose. Jedoch können viele Sorten in kleinen Mengen vertragen werden. Die Dosis macht's: Achten Sie auf die Fruktosemenge in den einzelnen Obstsorten.

- Unreife Bananen werden besser vertragen als reife und sehr reife Bananen.
- Weintrauben, Pflaumen, Kirschen, Heidelbeeren, Pfirsiche und Nektarinen werden von vielen nicht vertragen, während andere Obstsorten keine Probleme verusachen.
- Trockenfrüchte wie Rosinen, Datteln, Feigen u. a. liefern besonders viel Fruktose und sollten Sie deshalb bei einer Fruktose-Intoleranz unbedingt meiden.

Erkrankungen des Magen-Darm-Trakts

Noch in den 70er Jahren waren die Ärzte der Ansicht, dass der Magen und Darm eine spezielle Schonkost braucht. Nach heutigem Stand sind sich die führenden Gastroenterologen einig, dass dies nicht nötig ist. Welche Besonderheiten beim Essen bei den unterschiedlichen Erkrankungen aber zu berücksichtigen sind und was bei der Ernährung zu beachten ist, lesen Sie im Folgenden.

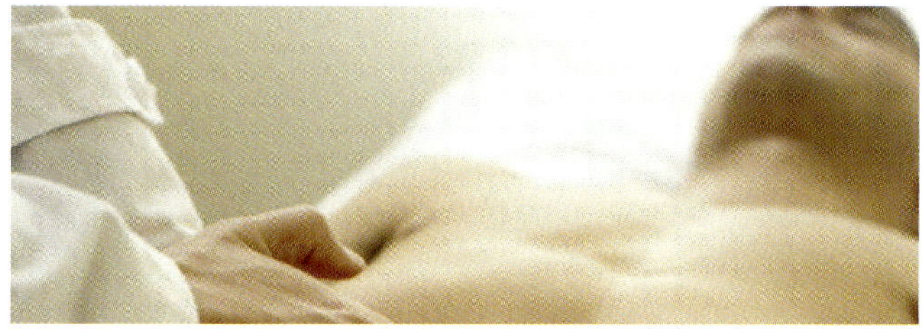

Erkrankung	Kurzbeschreibung	Symptome, die sich lindern lassen	Besonderheiten beim Essen und Rezepte, die helfen
Refluxerkrankungen	Ein Teil des Mageninhaltes fließt in den unteren Teil der Speiseröhre zurück. Dies kann zu Veränderungen der Speiseröhrenschleimhaut führen. Das Risiko eines Geschwürs bzw. einer narbenartigen Verengung sind mögliche Folgen.	Sodbrennen (S. 16)	Reduzierung des Übergewichtes
Chronische Gastritis bzw. chronische Magenschleimhautentzündung	Im Magen produzieren Zellen in der Schleimhaut Säure und Schleimstoffe. Das Verhältnis von Säure zu Schleimstoffen nicht in der Balance. Die Magenschleimhaut wird aufgrund des hohen Säuregehaltes angegriffen und zerstört sich selbst. Das Risiko eines Magengeschwürs und Magenkrebses ist hoch. Heute werden wirksame Medikamente (Protonenpumpeninhibitoren) verordnet. In der Regel sind Folgeerkrankungen selten.	Sodbrennen und Völlegefühl (S. 16 und 17)	Regelmäßig essen, am besten fünf kleine Mahlzeiten
Magenkrebs	Aufgrund einer nicht behandelten chronischen Gastritis kommt es zu einer Zerstörung von gesunden Zellen und der Krebs kann sich ausbreiten. Die Ursachen für Magenkrebs sind nicht klar; es werden ungünstige Ernährungsgewohnheiten, Rauchen und die Besiedlung mit dem Bakterium Helicobacter pyloris diskutiert.	Sodbrennen und Völlegefühl (S. 16 und 17)	Appetit durch Suppen verbessern. Shakes (S. 38) bei fehlendem Appetit trinken
Reizdarm	Es handelt sich um eine Funktionsstörung des Verdauungstrakts. Krankhafte Organveränderungen lassen sich nicht finden. Die Ursachen sind unklar. Von den Patienten werden die Psyche und das Essen von bestimmten Lebensmitteln oft als Auslöser genannt.	Blähungen, Durchfall und Verstopfung (S. 18, 20, 22)	Ein Ernährungstagebuch ist hier besonders hilfreich!
Dünndarmkrebs	Diese Tumore sind sehr selten und machen nur 1 bis 2 Prozent der Darmkrebs-Erkrankungen aus. Nach dem Ursprungsgewebe werden sie unterteilt in Karzinome, Sarkome, Lymphome und Karzinoide (hormonbildende Zellen). Über die Ursachen der Tumoren im Dünndarm weiß man bisher nur sehr wenig.	Völlegefühl, Blähungen und Durchfall (S. 17, 18 und 22)	Appetit durch Suppen verbessern. Shakes (S. 38) bei fehlendem Appetit trinken

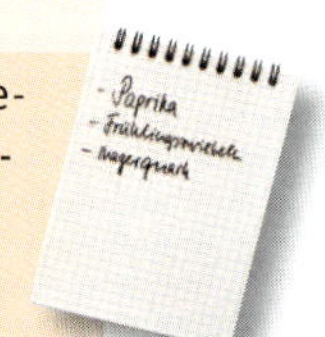

Erkrankung	Kurzbeschreibung	Symptome, die sich lindern lassen	Besonderheiten beim Essen und Rezepte, die helfen
Ulcus duodeni bzw. Zwölffinger-darmgeschwür	Es sind Teile der Schleimhaut im Zwölffingerdarm entzündet. In den entzündeten Bereichen funktioniert die Aufnahme von Nährstoffen nicht. Die Ursachen sind nicht eindeutig geklärt, jedoch liegt ein Ungleichgewicht von Schleimhaut angreifenden Stoffen gegenüber Schleimhaut schützenden Stoffen vor.	Sodbrennen und Völlege-fühl (S. 16 und 17)	
Morbus Crohn bzw. Schleim-hautentzün-dung des Magen-Darm-Traktes	Es handelt sich um eine chronische Entzündung, die sich im gesamten Verdauungstrakt ausbreiten kann. Bevorzugt tritt sie jedoch im Endbereich des Dünndarm und Anfangsbereichs des Dickdarms auf. Die Entzündung betrifft alle Wandschichten des Darms. Es treten häufig Geschwüre auf. Eindeutige Ursachen sind bisher noch nicht gefunden worden. Stress, Autoimmunreakti-onen der Darmwand und eine genetische Disposition werden als mögliche Ursachen diskutiert.	Blähungen, Druckgefühl und Durchfall (S. 18 und 22)	Ernährungstagebuch ist hier besonders hilfreich! Es entwickelt sich oft eine Laktose- oder/ und Fruktoseunver-träglichkeit (S. 13)
Colitis ulcerosa bzw. Schleim-hautentzündung des Dickdarms	Es handelt sich um eine chronische Entzündung des Dickdarms, die meist in Schüben verläuft. Die Ursachen für die Erkrankung sind weitestgehend unbekannt. Diskutiert werden verschiedene Faktoren: genetische Disposition, der Aufbau der Darmflora, das Trinken von Kuhmilch im Säuglingsalter, Schadstoffe und Infektionen sowie ein verändertes Immunsystem.	Blähungen und Durchfall (S. 18 und 22)	Ernährungstagebuch ist hier besonders hilfreich! Es entwickelt sich oft eine Laktose-oder/und Fruktoseun-verträglichkeit (S. 19)
Divertikulose z.B. Aussackung der Dickdarm-wand	Divertikel sind kleine, sackförmige Ausstülpungen der Dickdarm-wand. Kommen diese in vermehrter Anzahl vor, handelt es sich um eine Divertikulose. Sie wird meist zufällig bei einer Darmspie-gelung entdeckt, da die Krankheit meist schmerzlos verläuft.	Verstopfung (S. 20)	Ballaststoffreich essen, jedoch keine ganzen Körner, son-dern stets das Korn zermahlen. Viel Obst und Gemüse verzehren
Dickdarmkrebs	Es handelt sich um ein bösartiges Geschwulst im Dickdarm, das teilweise schnell metastasiert bzw. erst sehr spät erkannt wird. Eine sehr fettreiche, fleischlastige und ballaststoffarme Ernäh-rung wird als eine mögliche Ursache diskutiert.	Blähungen und Durchfall (S. 18 und 22)	Appetit durch Suppen verbessern. Shakes (S. 38) bei fehlendem Appetit trinken

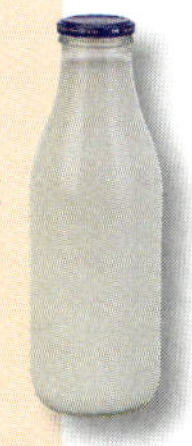

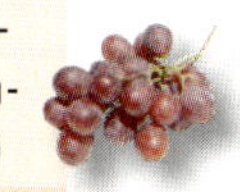

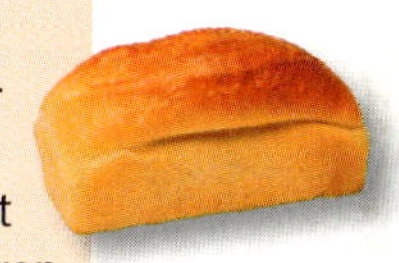

Gut essen und beschwerdefrei leben

Mit einer Basiskost bekommen Sie erst einmal Ihre Ernährungsprobleme in den Griff. Anschließend geht's Schritt für Schritt weiter.

Bei manchen sind die Magen-Darm-Probleme so schlimm, dass sie am liebsten gar nicht mehr essen möchten. Insbesondere Reizdarm-Patienten und Morbus-Crohn- oder Colitis-ulcerosa-Patienten sind oft verzweifelt. Im Laufe Ihrer Krankheitsgeschichte haben sie verinnerlicht, dass jedes Essen ihrem Magen-Darm-Trakt schadet. Doch selbst für chronisch Erkrankte eignet sich die Basiskost.

Das Prinzip Basiskost

Die Basiskost besteht aus Lebensmitteln, die man per se gut verträgt. Sie schont Ihren Magen-Darm-Trakt und Sie können sie über einen Zeitraum von vier Wochen durchführen. Doch als Dauerkostform ist sie ungeeignet, denn diese Ernährungsweise ist zu einseitig, um von einer ausgewogenen Mischkost sprechen zu können.

Zur Basisdiät gehören in den ersten drei Tagen

- Kartoffeln, Reis oder Hirse
- Salz und Pfeffer als Gewürze
- Sonnenblumenöl, Olivenöl, Rapsöl (maximal zwei bis drei Esslöffel pro Tag)
- Zucker in kleinen Mengen
- als Getränk nur Wasser
- Zubereitung ist sehr einseitig: Pellkartoffeln, Kartoffelschnee oder Suppen bzw. Brei in pürierter Form

Nach drei Tagen: Sie können Ihren Speiseplan täglich um ein Lebensmittel ergänzen. Beginnen Sie mit leicht verträglichen Gemüsesorten (stets gekocht), wie

- Karotte, Spinat, Tomate, Mangold
- Zucchini, Aubergine, Pastinake
- Rote Bete. Kürbis

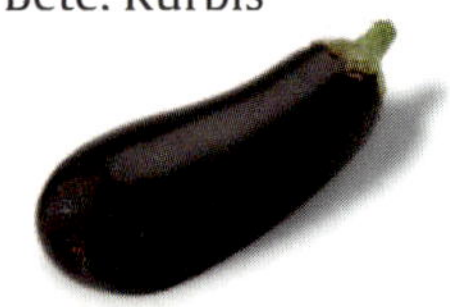

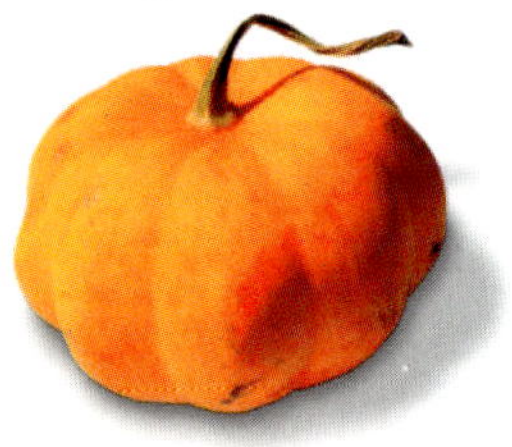

Nach einer Woche: Sie erweitern die Basiskost um Milchprodukte. Beginnen Sie mit den fermentierten Produkten, wie

- Naturjoghurt, Buttermilch, Dickmilch

Frischkäse, Milch und Weichkäse werden erst später hinzugefügt. Ergänzen Sie den Speiseplan um

- Hart- und Schnittkäse

In der dritten Woche: Sie testen verschiedene Obstsorten aus. Diese müssen zwar nicht gekocht werden, jedoch sollten Sie sie schälen und eventuell pürieren oder reiben

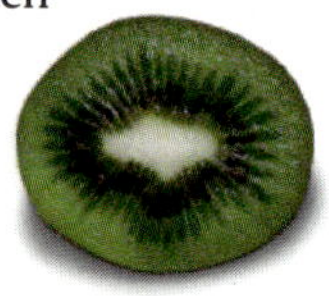

- Apfel, Birne, Banane
- Kiwi, Mango, Pfirsich usw.

In der vierten Woche: Sie testen Lebensmittel, die aus mehreren Zutaten bestehen, wie z. B. Brot. Dabei ist es wichtig, dass Sie sich für eine Brotsorte entscheiden.

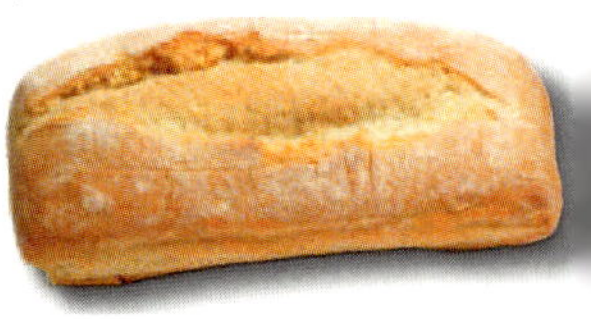

Ab der fünften Woche. Sie können selbst entscheiden, um welche Lebensmittel Sie Ihren Speiseplan ergänzen wollen.

Unverträglichkeiten erkennen und meiden

Stellen Sie beim Hinzufügen einzelner Lebensmittel fest, dass Sie diese nicht vertragen, so lassen Sie diese Produkte in Zukunft weg. Halten Sie diese Lebensmittel auf Ihrer persönlichen Unverträglichkeitsliste fest. Um ganz sicher zu sein, ob Sie wirklich dieses Lebensmittel nicht vertragen haben, können Sie nach ein paar Wochen dieses Nahrungsmittel noch einmal in größerer Menge bewusst austesten. Wenn Sie erneut Schwierigkeiten bekommen, wissen Sie sicher, dass Sie auf dieses Lebensmittel mit einer Unverträglichkeit reagieren. Diese persönliche Diät scheint mühsam zu sein – jedoch auch sehr wirkungsvoll. Aller Anfang ist schwer, jedoch wenn Sie Ihr Ziel „beschwerdefrei essen“ so selbständig erreicht haben, werden Sie mächtig stolz auf sich sein. Achten Sie darauf, dass Sie spätestens nach einem Vierteljahr eine große Lebensmittelauswahl zusammengestellt haben.

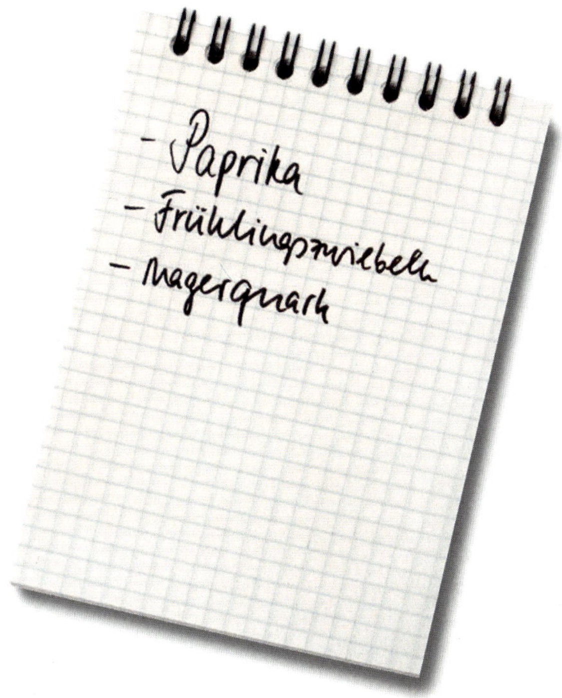

SO WIRD'S GEMACHT

Einfache Rezepte der Basisdiät

Pellkartoffeln mit Öl: Drei Kartoffeln als Pellkartoffeln in Salzwasser etwa 20 Minuten kochen, pellen und mit etwas Öl und Salz essen.

Einfache Kartoffelsuppe: Drei Kartoffeln als Pellkartoffeln in Salzwasser etwa 20 Minuten kochen und pellen. Mit 300 ml kochendem, heißem Wasser und 1 Teelöffel Salz in einen Mixer geben und pürieren. 1 Teelöffel Öl unterrühren und mit Pfeffer abschmecken.

Herzhafte Reissuppe: 50 g Reis in Salzwasser in 20 Minuten weich kochen. Den Reis mit etwas Salzwasser pürieren und mit heißem Wasser zu einer Suppe auffüllen.

Süße Reissuppe: 50 g Reis in leicht gesalzenem Wasser in 20 Minuten weich kochen. Den Reis mit etwas Wasser pürieren. Mit heißem Wasser zu einer Suppe auffüllen. Mit Zucker süßen.

Herzhafte Hirsesuppe: 50 g Hirse in Salzwasser in 20 Minuten weich kochen. Die Hirse mit etwas Salzwasser pürieren und mit heißem Wasser zu einer Suppe auffüllen.

Süße Hirsesuppe: 50 g Hirse in leicht gesalzenem Wasser in 20 Minuten weich kochen. Die Hirse mit etwas Wasser pürieren. Mit heißem Wasser zu einer Suppe auffüllen. Mit Zucker süßen.

Ab sofort fettarm, ballaststoff- und wasserreich

Es reicht wahrscheinlich nicht aus, sich allein an die Regel „erlaubt ist, was bekommt“ zu halten. Auf drei Dinge sollten Sie Ihr Augenmerk legen. Achten Sie aufs Fett: Mit weniger Fett zu kochen, klingt für viele eher gesundheitsbewusst als lecker und wird mit entsprechender Skepsis beäugt. Doch lassen Sie sich vom Gegenteil überzeugen und geben Sie der fettarmen Küche eine Chance. Mit den richtigen Pfannen und einigen Kniffen sparen Sie drastisch Fett ein und bereiten trotzdem leckere Gerichte zu.

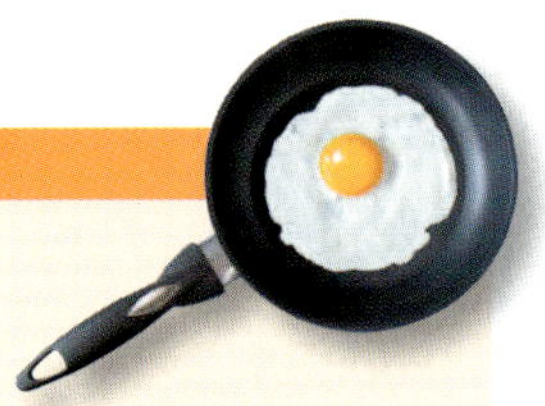

SO WIRD'S GEMACHT

Das richtige Kochgeschirr

Beschichtete Pfannen: In ihnen können Sie mit lediglich 1 Esslöffel Öl prima braten. Achten Sie aber darauf, dass Sie die Pfanne nicht überhitzen – nicht auf Höchsttemperatur braten.
Wok: Ihn muss man eigentlich nur mit ein paar Tropfen Öl mithilfe eines Küchenkrepps einfetten und schon lassen sich unter Rühren die leckersten Gerichte zaubern.
Grillpfanne: Die Grillpfanne muss höchstens einmal mit Öl eingepinselt werden und man kann fettarm auf dem Küchenherd grillen.
Römertopf: Auch er kommt ohne Fett aus und das Fleisch ist herrlich saftig und das Gemüse schön knackig.
Dämpfeinsatz: Er spart nicht nur Fett, sondern schont auch die Vitamine.
Bratschlauch: Hier garen Fisch, Fleisch und Gemüse im eigenen Saft. Theoretisch gelingt das ohne Fett, aber 1 Teelöffel Öl unterstützt den Geschmack der Gerichte.

Fettfallen erkennen

Alles, was herrlich auf der Zunge zergeht, enthält besonders viel Fett. In Schokolade, Pralinen, Sahnekuchen und Keksen stecken selten weniger als 30 Prozent Fett. Zu den pikanten Fettfallen mit ähnlichem Fett-Energie-Verhältnis zählen Brat-, Leber- und Teewurst, Schweinemett, Chips, Pommes frites sowie Erdnüsse, Erdnussflips und andere Knabberartikel.

Auch Fertiggerichte können mehr Fett enthalten, als man so denkt. Die neue Kennzeichnungsverordnung verlangt, dass u. a. die Fettmenge auf den Verpackungen ausgewiesen werden muss. D. h. Sie können immer nachlesen, wie viel Gramm Fett auf 100 g Lebensmittel oder sogar auf eine Portion kommen. Als Faustregel gilt: Nicht mehr als 35 g Fett versteckt am Tag! Auch wenn Sie es nicht glauben wollen, so manche Cremesuppe aus der Tüte schlägt mit bis zu 15 g Fett pro Teller zu Buche. Wenn Sie dann noch einen Schokoriegel essen, Ihren 200-g-Becher Fruchtjoghurt mit insgesamt 7 g Fett bedenken, dann ist die Menge schon erreicht, ohne dass Sie wirklich viel gegessen haben.

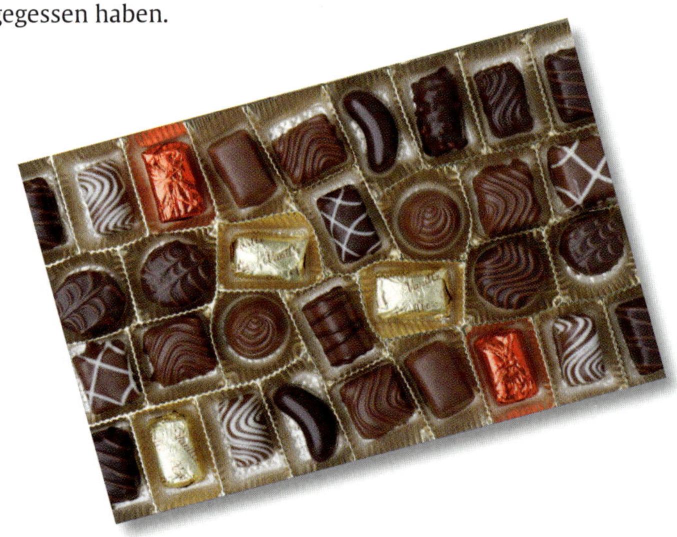

Fettes nicht verbieten

Nie wieder Fettbomben zu essen, wäre ein falscher Vorsatz, wo man sie doch so gerne mag. Jedoch die Mengen einzuschränken, ist eine Lösung auf Dauer. Statt der ganzen Tafel Schokolade reicht vielleicht auch ein Riegel. Statt jedes Wochenende eine Bratwurst oder ein Stück Fleischkäse so mal schnell im Vorübergehen nur jedes zweite Wochenende oder auf Dauer nur einmal im Monat.

MEHR WISSEN

Wie viel Fett ist okay?

Man rechnet 1 g Fett pro Kilo Körpergewicht. Wiegt man 65 kg, sind also 65 g Fett pro Tag ideal. Die Hälfte davon sollten Sie in Form von sichtbarem Fett (Butter, Margarine und Öl) essen. Dies entspricht etwa 15 g Butter und 20 g Öl, die Ihnen täglich zur Verfügung stehen. Die andere Hälfte ist für verstecktes Fett reserviert. Es steckt vor allem in Käse und Wurst. Seien Sie deswegen sparsam mit fettem Brotbelag.

Fettnäpfchen umschiffen

- Öl immer abmessen und nicht schwungvoll aus der Flasche in die Pfanne gießen.
- Kartoffelpuffer, Rösti oder auch panierten Fisch oder paniertes Fleisch nach dem Braten kurz auf Küchenkrepp setzen – es saugt überschüssiges Fett auf.
- Salatdressing mit wenig Öl zubereiten: Pro Person reicht 1 Esslöffel Öl.
- Ölsprühflaschen sind im Trend. Ein Zerstäuber verteilt sehr feine Fetttröpfchen auf die Salatblätter. Bei Blattsalaten ideal.
- Fleisch und Fisch lieber „natur" als mit Panaden essen.

Anregungen zum Fettsparen

statt Sahne beim Kochen	fettarme Milch, Kaffeesahne oder Kondensmilch
statt Sahne im Auflauf	halb Milch, halb Sahne
statt Sahnetorte oder Mürbeteig	Obstkuchen aus Hefe- oder Biskuitteig
statt Mayonnaise	halb Salatmayonnaise, halb Joghurt oder Quark
statt Panaden	Fleisch und Fisch „natur" braten
statt Schokolade	Kakaogetränk aus fettarmer Milch
statt Chips und Flips beim Fernsehen	Salzstangen, Dinkelstangen oder Obstsalat
statt Cremes, Puddings oder Eis zum Nachtisch	Obst, Obstsalat oder Sorbet
statt Schweinemett	Rinderhack bzw. Hackfleisch halb und halb

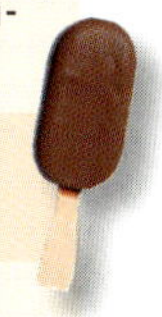

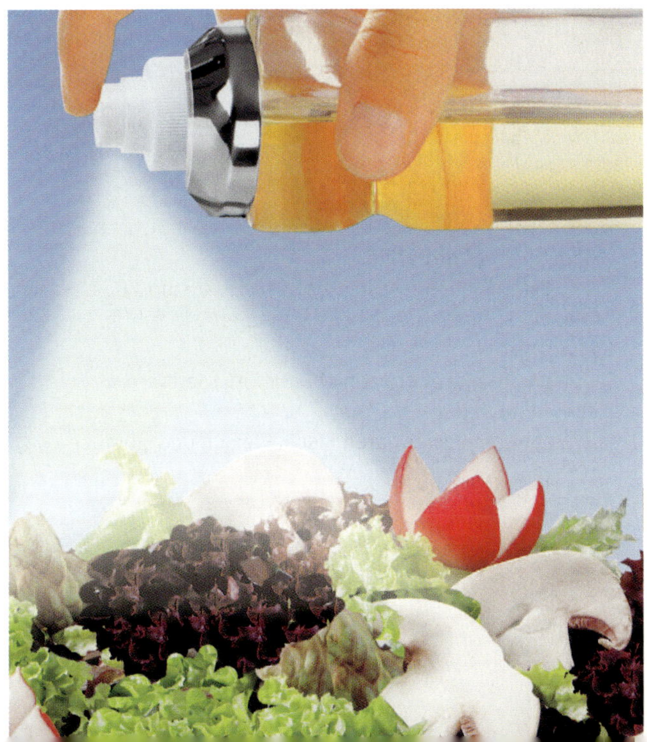

Ballaststoffreich essen

Es sind nur 30 g Ballaststoffe, die wir täglich essen sollen. Es hört sich nach wenig an, doch viele erreichen diese Menge nur selten. Ballaststoffe sind unverdauliche Nahrungsfasern und ausschließlich in pflanzlichen Lebensmitteln enthalten. Wer über den Tag also viel Obst, Gemüse und Brot isst, hat schon den richtigen Weg eingeschlagen.

Ballaststoffquelle Nr. 1: Getreideprodukte

Wer nur Brote aus hellem Mehl isst, gerne Kuchen und Kekse nascht, die generell eher aus hellen Weizenmehl gebacken sind, wird sich schwer tun, die optimale Menge an Ballaststoffen zu erreichen. Hingegen müssen Sie auch nicht zum Körner-Freak werden, um sich gut mit Ballaststoffen zu versorgen. Auf etwa 15 g Getreideballaststoffe sollten Sie täglich kommen. Dies lässt sich am einfachsten erreichen:

- Statt Cornflakes oder anderen Frühstückscerealien lieber Getreideflocken oder Müsli.
- Ersetzen Sie ganz oder zumindest teilweise Weißbrot und -brötchen durch Vollkornvarianten. Dabei muss es sich nicht um ein richtiges Körnerbrot handeln; fein geschrotete Vollkornbrote, wie z. B. Grahambrot, sind ebenso gute Alternativen.
- Auch Knäckebrot gibt es in vielen Vollkornvarianten.
- Vollkorntoastbrot oder Körnerbrötchen sind in der Regel keine Vollkornerzeugnisse, aber schon einmal ein Schritt in die richtige Richtung.

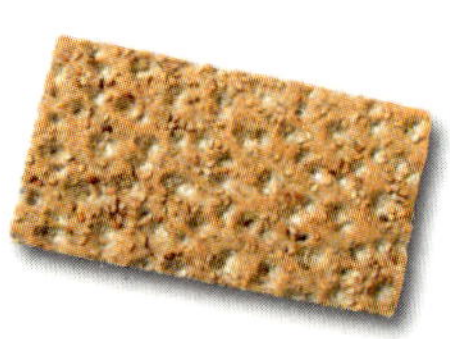

Ballaststoffquelle Nr. 2: Obst und Gemüse

„5 am Tag", so heißt eine große internationale Gesundheitskampagne, die dazu anhält, fünf Portionen Obst und Gemüse am Tag zu essen. Hört sich viel an, klappt aber ganz einfach, wenn man konsequent ist. Wer auf die Menge kommt – eine Portion entspricht dabei einer Hand voll Beeren oder einer Paprika –, ist nicht nur ausreichend mit Ballaststoffen versorgt, sondern auch mit sekundären Pflanzenstoffen sowie Provitamin A und Vitamin C, Folsäure und Kalium.

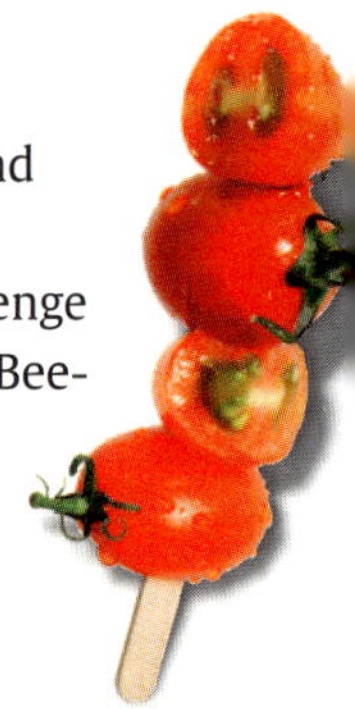

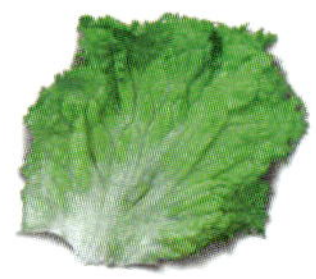

Ballaststoffreiche Obst- und Gemüsesorten Ballaststoffgehalt (in g pro 100 g)

Obst			
Äpfel	2,3	Brombeeren	3,2
Bananen	2,0	Himbeeren	4,7
Birnen	2,8	Johannisbeeren	3,5
Gemüse			
Blumenkohl	2,9	Porree	2,2
Brokkoli	3,0	Rettich	1,2
Fenchel	3,3	Rote Beete	2,5
Grünkohl	4,8	Rosenkohl	4,4
Kartoffeln	1,9	Rotkohl	2,5
Karotten	2,9	Sauerkraut	2,2
Paprika	2,0	Weißkohl	3,0
verzehrfertige Hülsenfrüchte			
grüne Erbsen	5,0	Linsen	2,8
gelbe Erbsen	4,9	weiße Bohnen	7,5
Kichererbsen	4,4	rote Bohnen	6,0

Fünf Portionen Obst und Gemüse – so geht's

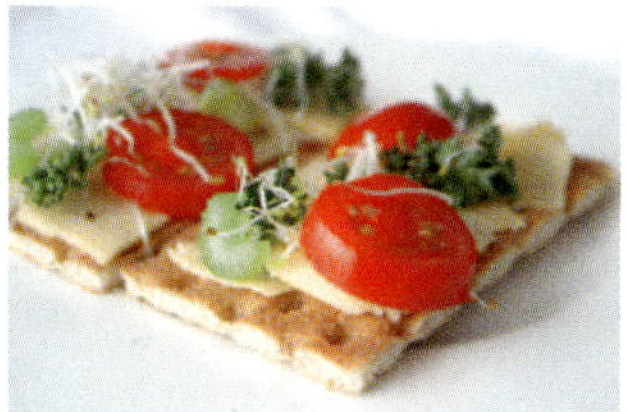

Frühstück

- Frisches Obst unters Müsli mischen: Apfel, Birne Kiwi, Banane, aber auch Beeren oder Exoten wie Mango, Kaki oder Ananas.
- Zum pikanten Brot eine Tomate essen bzw. mit Gurken- oder Tomatenscheiben belegen, zum süßen Brot ein Stück Obst genießen.
- Frisch ausgepresster Orangensaft ist auch o.k.

Zwischendurch

- Ein Stück Obst bzw. Obstsalat, worauf Sie Lust haben und was gerade Saison hat.
- Wie wäre es mit einem Glas Gemüsesaft?
- Shakes aus Obst und einem fettarmen Milchprodukt sind ebenfalls im Nu gezaubert.
- Ein Stück Pflaumen- oder Apfelkuchen lasse ich mit einem Augenzwinkern durchgehen. Wenn der Kuchen mit Vollkornmehl gebacken ist, umso besser!

Mittags

- Wählen Sie zum Fleisch- oder Fischgericht stets Gemüse oder Salat.
- Eintöpfe dürfen als doppelte Gemüseportion angerechnet werden.

Abendessen

- Ein kleiner Salat oder Rohkost zum Brot.
- Klein geschnittenes Gemüse, z.B. Karotten, Gurken oder anderes Gemüse in Stangen oder Streifen, dazu passt prima ein Dip.

Reichlich trinken ist wichtig

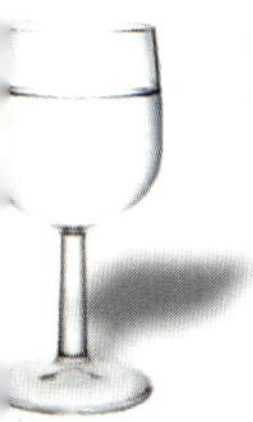

Ein bis zwei Liter sollten Sie am Tag trinken. Eigentlich kein Problem – zumindest an heißen Tagen: prickelndes Mineralwasser oder eisgekühlter Früchtetee. Jedoch versiegt bei vielen außerhalb der Sommerzeit der Durst.

Trinktipps

Stellen Sie sich morgens zwei Flaschen Mineralwasser gut sichtbar an Ihren Arbeitsplatz. Versuchen Sie, diese über den Tag auszutrinken, dann sind sie optimal mit Flüssigkeit versorgt. Wer lieber Tee mag, kocht sich morgens eine Kanne Früchte-, Kräuter- oder Roibustee und am Nachmittag eine weitere. Natürlich tragen auch Limo, Cola, Eistee, Saft und Milch mit zur Flüssigkeitsversorgung bei. Auch Bohnenkaffee und schwarzer Tee sorgen für ein positive Flüssigkeitsbilanz. Jedoch enthalten alle diese nicht nur Wasser, sondern auch andere Inhaltsstoffe: Koffein oder unnötigen Zucker.

So trinken Sie 2 Liter am Tag		
morgens	1 Tasse Kaffee, 1 Glas Orangensaft	350 ml
zwischendurch	1 Glas Saftschorle, 1 Glas Mineralwasser	400 ml
zum Mittagessen	1 Glas Mineralwasser	200 ml
zwischendurch	1 Glas Saftschorle	200 ml
nachmittags	1 Tasse Milchkaffee	150 ml
zum Abendessen	2 Tassen Tee	300 ml
später	2 Gläser Mineralwasser	400 ml
		2000 ml

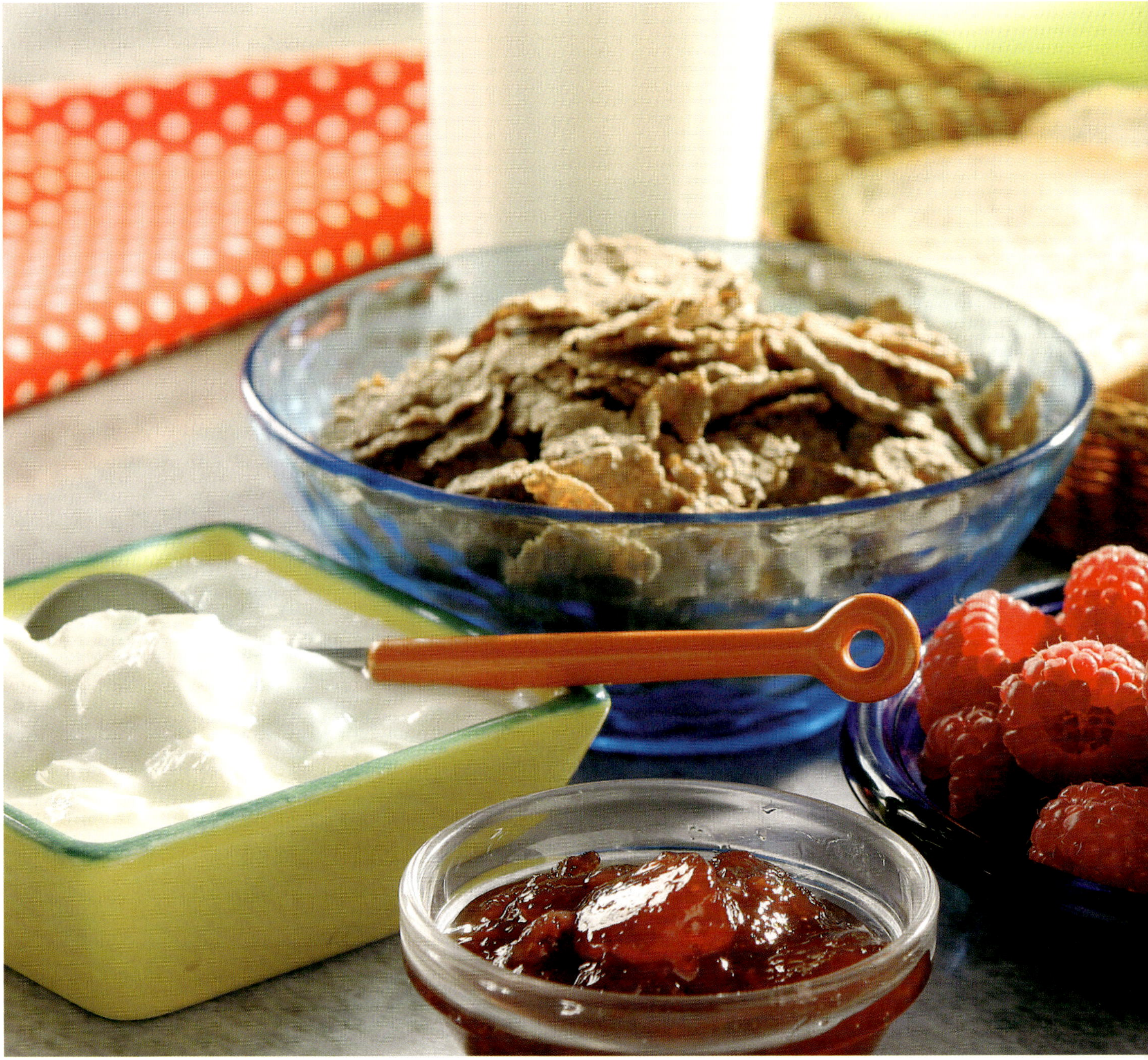

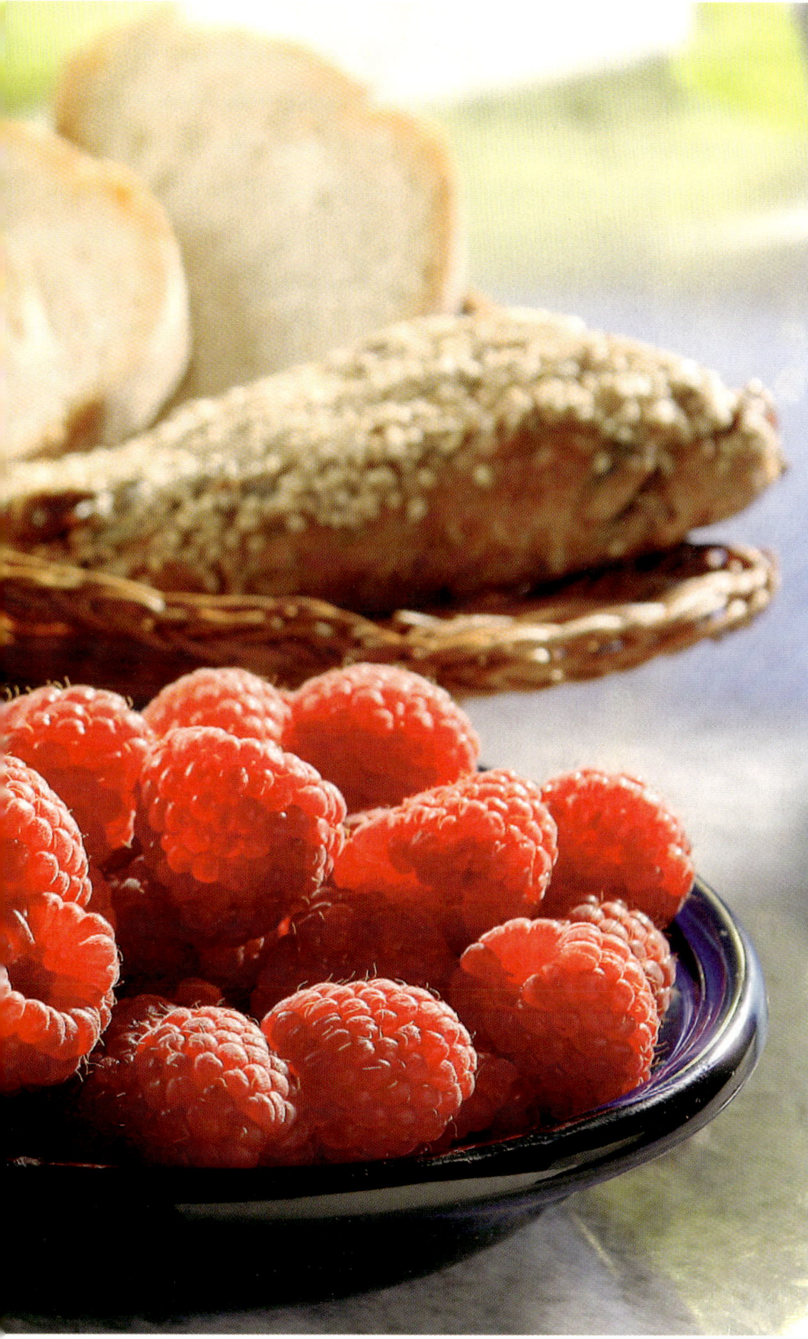

Frühstücks-ideen

Frischkornmüsli mit Pflaume

Der Aufwand lohnt sich: Ein Müsli aus frischem Korn schmeckt herrlich.

2 Portionen · braucht etwas mehr Zeit

6 EL	Getreidekörner (z. B. Hafer oder eine Mischung)
	getrocknete Pflaumen, entsteint
1	großer Apfel
1 EL	Mandelstifte
100 ml	Milch

- Die Getreidekörner mit einer Getreidemühle schroten. Das Schrot über Nacht in Wasser quellen lassen. Die getrockneten Pflaumen würfeln und ebenfalls in Wasser über Nacht quellen lassen.
- Den Apfel abspülen, vom Kerngehäuse befreien und in kleine Würfel schneiden. Die Mandelstifte ohne Fett goldgelb rösten. Das Schrot und die Pflaumen mit Apfel, Mandeln und der Milch vermischen.

Tipp

Wer keine Milch verträgt, sollte besser Joghurt, Kefir oder Buttermilch verwenden.

Nährwerte pro Portion:

230 kcal/970 kJ, 6 g Eiweiß, 6 g Fett, 38 g Kohlenhydrate, 7 g Ballaststoffe

Bananen-Müsli

Schnell, lecker, alles drin – was will man mehr von einem Müsli?

2 Portionen · preisgünstig

1	Banane
250 g	Joghurt
6 EL	Getreideflocken (z. B. Gersten- und Haferflocken)
1 TL	Honig

- Die Bananen schälen und in Scheiben schneiden. Zusammen mit dem Joghurt, den Getreideflocken und Honig mischen. Auf zwei Schüsseln verteilen.

Tipp

Wer mit dem Gewicht zu kämpfen hat, sollte anstelle von Milchprodukten aus Vollmilch mit 3,5 Prozent Fett lieber auf Produkte mit 1,5 Prozent Fett umsteigen.

Nährwerte pro Portion:

220 kcal/940 kJ, 7 g Eiweiß, 5 g Fett, 36 g Kohlenhydrate, 4 g Ballaststoffe

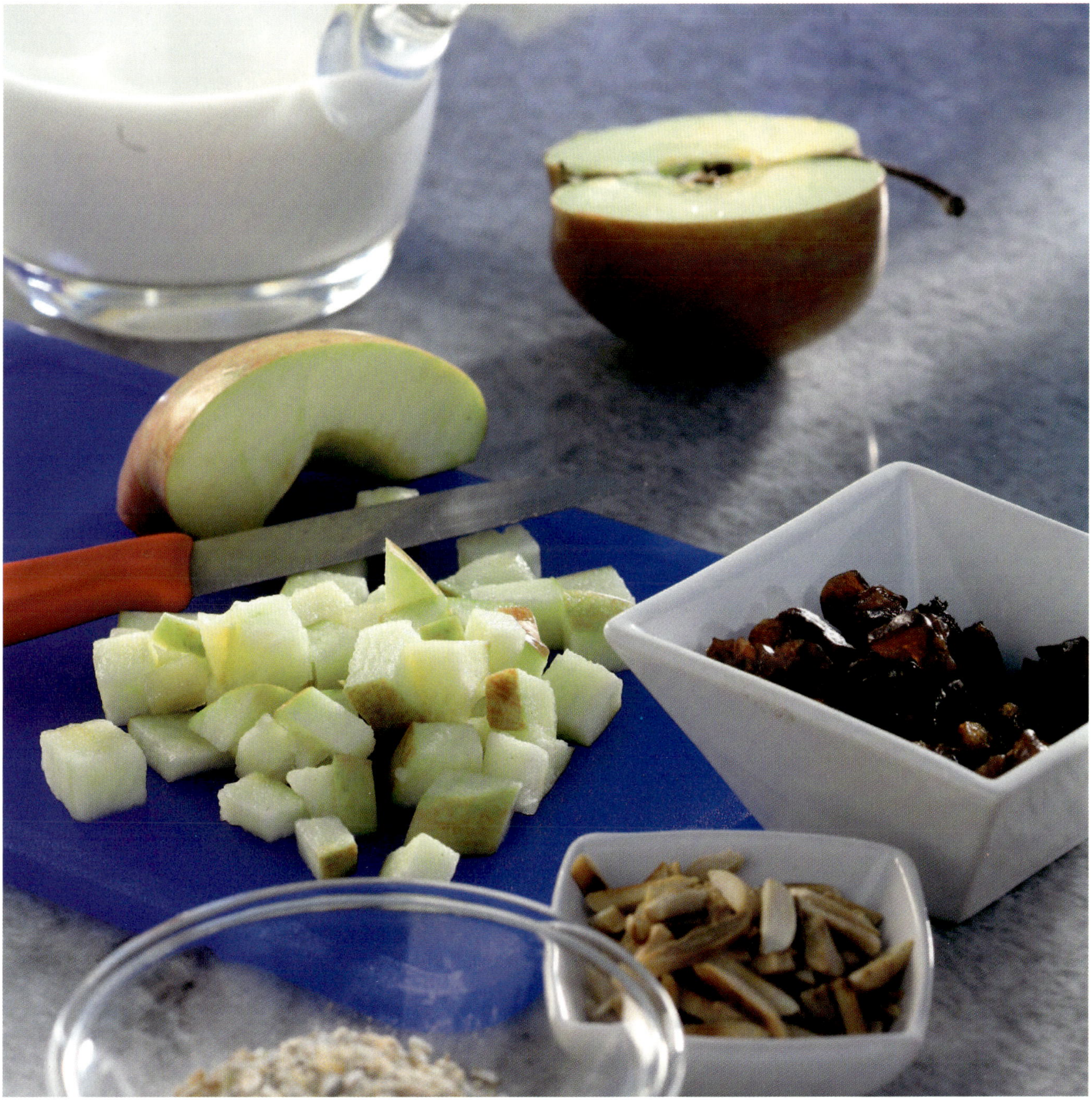

Obstsalat mit Pistazienjoghurt

Perfekt für einen verschlafenen Sonntag, am besten im Bett serviert!

2 Portionen · geht schnell

2	Kiwis
1	Banane
100 g	Erdbeeren
2	Orangen
150 g	Joghurt
1 EL	Birnendicksaft
2 EL	Pistazienkerne, gehackt

- Die Kiwis und die Banane schälen, den Apfel abspülen und vom Kerngehäuse befreien. Die Erdbeeren abspülen und die Stielansätze entfernen. Das Obst in gleich große Stücke schneiden.
- Die Orange sorgfältig schälen, dabei die weiße Haut vollständig entfernen. Die Orangenfilets aus den Zwischenhäuten herausschneiden und eventuell halbieren. Den austretenden Orangensaft dabei auffangen und mit dem Joghurt und Birnendicksaft verrühren.
- Das Obst auf zwei Schälchen verteilen und mit der Joghurtsauce überziehen. Vor dem Servieren mit den gehackten Pistazienkernen bestreuen.

Tipp

Servieren Sie den Obstsalat sofort, denn wenn Kiwis und Milchprodukte über einen längeren Zeitraum Kontakt haben, schmeckt er sauer. Die Enzyme der Kiwi greifen das Eiweiß der Milchprodukte an und dabei verändert es seinen Geschmack.

Nährwerte pro Portion:

280 kcal/1170 kJ, 7 g Eiweiß, 6 g Fett, 45 g Kohlenhydrate, 8 g Ballaststoffe

MEHR WISSEN

Bananen: gut für die Stimmung

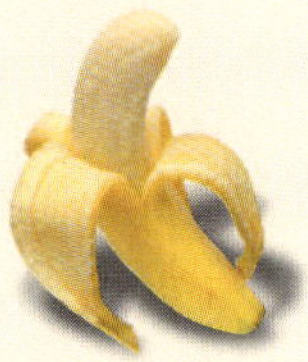

Häufig wird das in Bananen enthaltene Serotonin selbst für gute Laune verantwortlich gemacht. Dies stimmt jedoch nicht. Das mit der Nahrung aufgenommene Serotonin kann gar nicht ins Gehirn gelangen und so auch nicht stimmungsaufhellend wirken. Dennoch kann sich nach dem Verzehr von Bananen die Laune heben. In Bananen stecken Kohlenhydrate, die die Eiweißgrundsubstanz, aus der Serotonin im Gehirn aufgebaut wird, besser ins Gehirn befördern.

Joghurts sind gesund! Und probiotische gesünder?

Joghurts waren schon immer gesund. In ihnen steckt viel Kalzium und jede Menge Milchsäurebakterien, die bei Darmproblemen helfen können. „Probiotische Joghurts sind die Besten unter den Guten", so sagen es die vielen Studien und Marketingargumente der Hersteller. Probiotisch meint wörtlich übersetzt „für das Leben". Der Vorteil von probiotischen Joghurts gegenüber den herkömmlichen liegt in der höheren Resistenz gegenüber Magensäure und Gallensaft. Die verschiedenen Milchsäurebakterien von probiotischen Joghurts überleben besser die sauren Angriffe in Magen und Dünndarm und gelangen somit in größerer Menge zu den unteren Abschnitten des Darms.

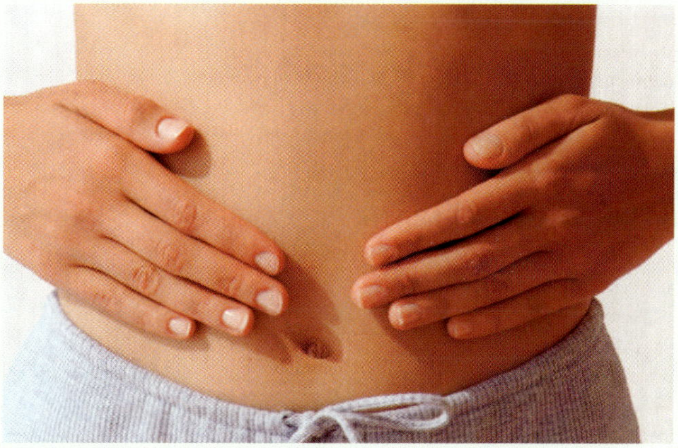

Im Darm erfüllen sie zwei Aufgaben

Die in probiotischen Joghurts enthaltenen Milchsäurebakterien heften sich bevorzugt an der Darmwand an und machen unerwünschten Bakterien das Leben schwer. Die besonderen Joghurtkulturen der probiotischen Variante beeinflussen die Schutzschicht des Magen-Darm-Trakts positiv und dezimieren die Zahl unerwünschter Bakterien. Sie halten die Darmflora in Balance. Diese beiden Aufgaben können die Hersteller durch Studien belegen. Im Umkehrschluss heißt es aber nicht, dass klassische Joghurts mit lebenden Joghurtkulturen nicht ähnlich gute Effekte erzielen. Hier wird kein Geld in die Forschung gesteckt und daher weiß man es auch nicht so genau.

Warum täglich Joghurt essen?

Ob Sie nun probiotische oder klassische Joghurts essen, bleibt Ihnen überlassen. Wichtiger ist, dass Sie täglich einen Joghurt essen, denn nur der regelmäßige Verzehr hat überhaupt einen Einfluss auf die Darmflora. Bevorzugen Sie fettarme Naturjoghurts gegenüber süßen Fruchtjoghurts. Gesundheitsfördernde Effekte sind nur dann möglich, wenn genügend Milchsäurebakterien lebend den Darm erreichen. Doch nur zehn bis 40 Prozent der Keime überleben das Zusammentreffen mit der Magensäure und dem Gallensaft. Um sich anschließend im Darm ansiedeln zu können, sollten sie an der Darmschleimhaut anheften. Dort haben sich etwa 100 Billionen Keime aus über 400 Bakterienarten und -stämmen eingenistet. Die Milchsäurebakterien des Joghurts haben also gut zu kämpfen, um sich dort auf Dauer einen festen Platz zu schaffen.

So wird die Milch sauer

Die klassischen Joghurts reifen mit zwei Kulturen: Streptococcus thermophilus und Lactobacillus bulgaricus. Letzterer macht das Milchprodukt ziemlich sauer, weshalb er bei den milden Joghurtsorten nicht eingesetzt wird. Diese Joghurts werden oft auch als Bioghurt bezeichnet. An seiner Stelle werden mildere Milchsäurebakterien eingesetzt, z.B. Lactobacillus acidophilus. Andere Sauermilchprodukte sind im Geschmack meist noch milder. Sie unterscheiden sich von den Joghurtprodukten durch eine andere Gruppe von Bakterien, die eine geringere Temperatur brauchen, um sich zu vermehren. Sauermilch, auch Dickmilch genannt, gibt es in flüssiger oder in eingedickter Form. Saure Sahne und Crème fraîche zählen ebenfalls dazu. Buttermilch entsteht als Nebenprodukt bei der Herstellung von Butter. Hier sorgen die gleichen Bakterien wie in der Dickmilch für den sauren Geschmack. Kefir schließlich entsteht aus Milch oder Sahne, der man neben Milchsäurebakterien noch Hefepilze zusetzt.

Pikanter Power-Drink

Die Nacht war lang? Kein Problem, mit dieser Kraftspritze kommen Sie schnell wieder auf die Beine!

2 Portionen · gelingt leicht

- 1/2 Bund Schnittlauch
- 1/2 Bund Dill
- 1/2 Avocado
- 1/2 kleine Salatgurke
- 300 g Buttermilch
- Saft von 1/2 Zitrone
- Salz | Pfeffer, frisch gemahlen

- Den Schnittlauch und den Dill abspülen und trocken schütteln. Den Schnittlauch in feine Röllchen schneiden. Den Dill von den Stielen zupfen und klein hacken. Das Fruchtfleisch der Avocado aus der Schale herauslösen.

- Die Salatgurke schälen und in grobe Stücke schneiden. Gurkenstücke und Avocadofleisch zusammen mit den gehackten Kräutern und der Buttermilch pürieren. Mit Zitronensaft, Salz und Pfeffer abschmecken. In Gläser füllen und sofort servieren.

Nährwerte pro Portion:

180 kcal/760 kJ, 7 g Eiweiß, 13 g Fett, 9 g Kohlenhydrate, 3 g Ballaststoffe

Milder Pflaumen-Zimt-Drink

Hmm ... der Drink ist fast so lecker wie ein Dessert.

2 Portionen · gelingt leicht

- 150 g Pflaumen
- 300 g Joghurt
- 2 TL Honig
- 100 ml Apfelsaft
- Zimt, gemahlen

- Die Pflaumen abspülen, abtropfen lassen, halbieren und von Steinen und Stielen befreien. Die Pflaumen zusammen mit dem Joghurt, Honig und Apfelsaft pürieren. Das Ganze mit etwas Zimt abschmecken. Die Drinks in Gläser füllen und sofort servieren.

Nährwerte pro Portion:

190 kcal/790 kJ, 6 g Eiweiß, 6 g Fett, 26 g Kohlenhydrate, 1 g Ballaststoffe

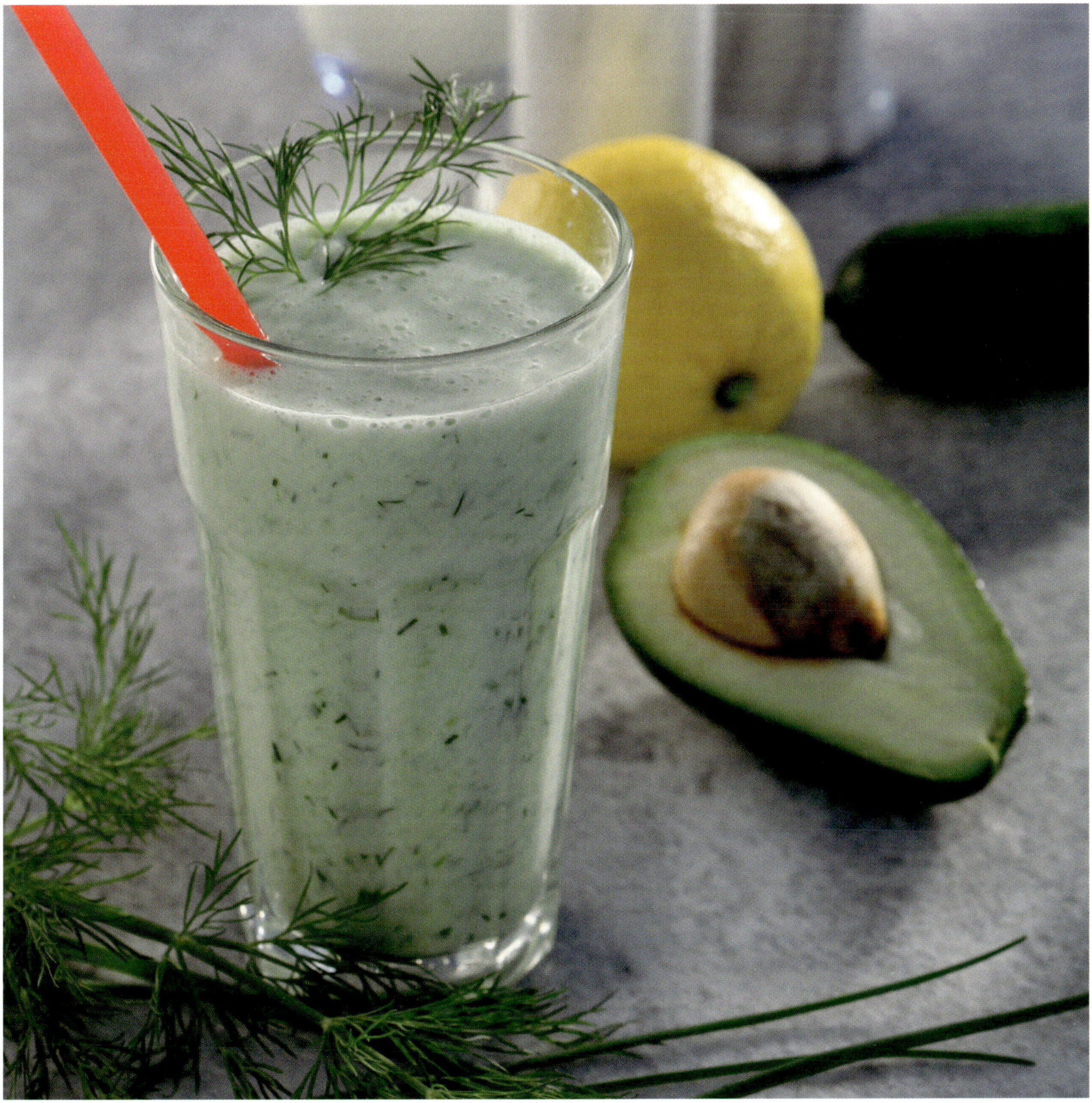

▲ Pikanter Power-Drink

Erdbeer-Joghurt-Shake

Perfekt für die Erdbeerschwemme ab Juni! Davon kann man nicht genug bekommen.

2 Portionen · gelingt leicht

200 g	Erdbeeren
100 ml	Birnensaft
200 g	Joghurt

- Die Erdbeeren abspülen, verlesen, Stielansätze entfernen und auf einem Sieb abtropfen lassen. Zusammen mit dem Birnensaft und dem Joghurt pürieren. Den Shake in Gläser füllen und sofort servieren.

Nährwerte pro Portion:

110 kcal/450 kJ, 4 g Eiweiß, 3 g Fett, 15 g Kohlenhydrate, 2 g Ballaststoffe

MEHR WISSEN

Ohne Frühstück fängt der Tag schlecht an

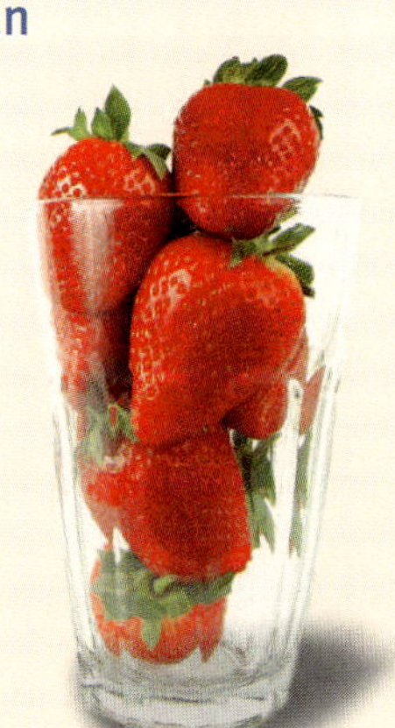

Frühstücken sollte für all diejenigen mit Magen-Darm-Problemen, die es nicht schon regelmäßig tun, zu einem Muss werden. Auch wenn Sie sich zu den Frühstücksmuffeln zählen, sollten Sie ein kleines Frühstück in Zukunft einplanen und keine weiteren Ausreden zulassen. Wer nicht richtig essen bzw. kauen mag, kann prima einen Shake trinken. Damit decken Sie schon die erste Gemüse- bzw. Obstportion von den empfohlenen fünf pro Tag ab. Auch der regelmäßige Start mit einem Sauermilchprodukt pro Tag bringt Ihren Darm in Schwung. Und wer unter Verstopfung leidet, kann unter die Drinks 1 Esslöffel Weizenkleie oder Leinsamen rühren oder auch eingeweichte, getrocknete Pflaumen unter die süßen Drinks rühren.

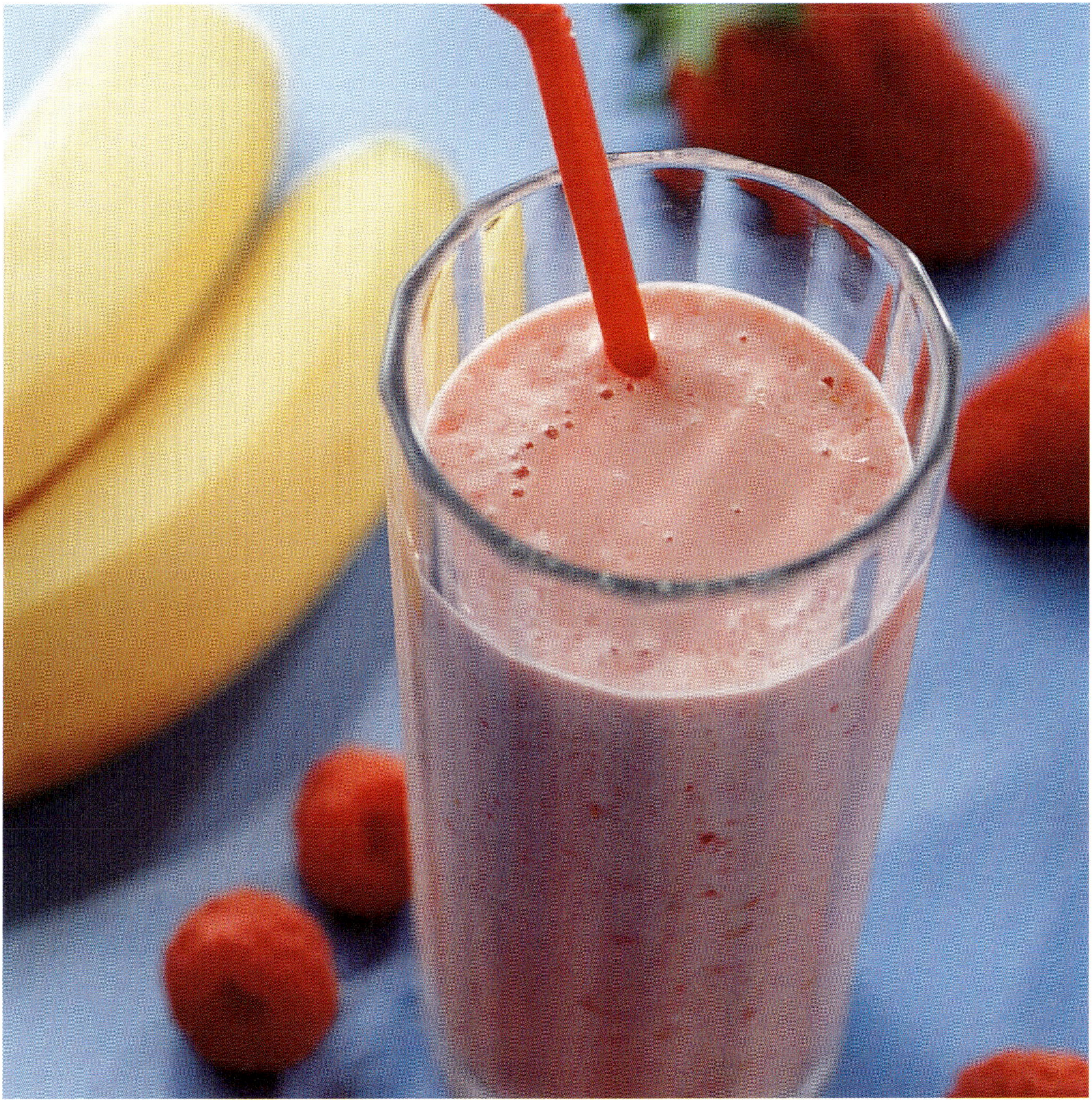

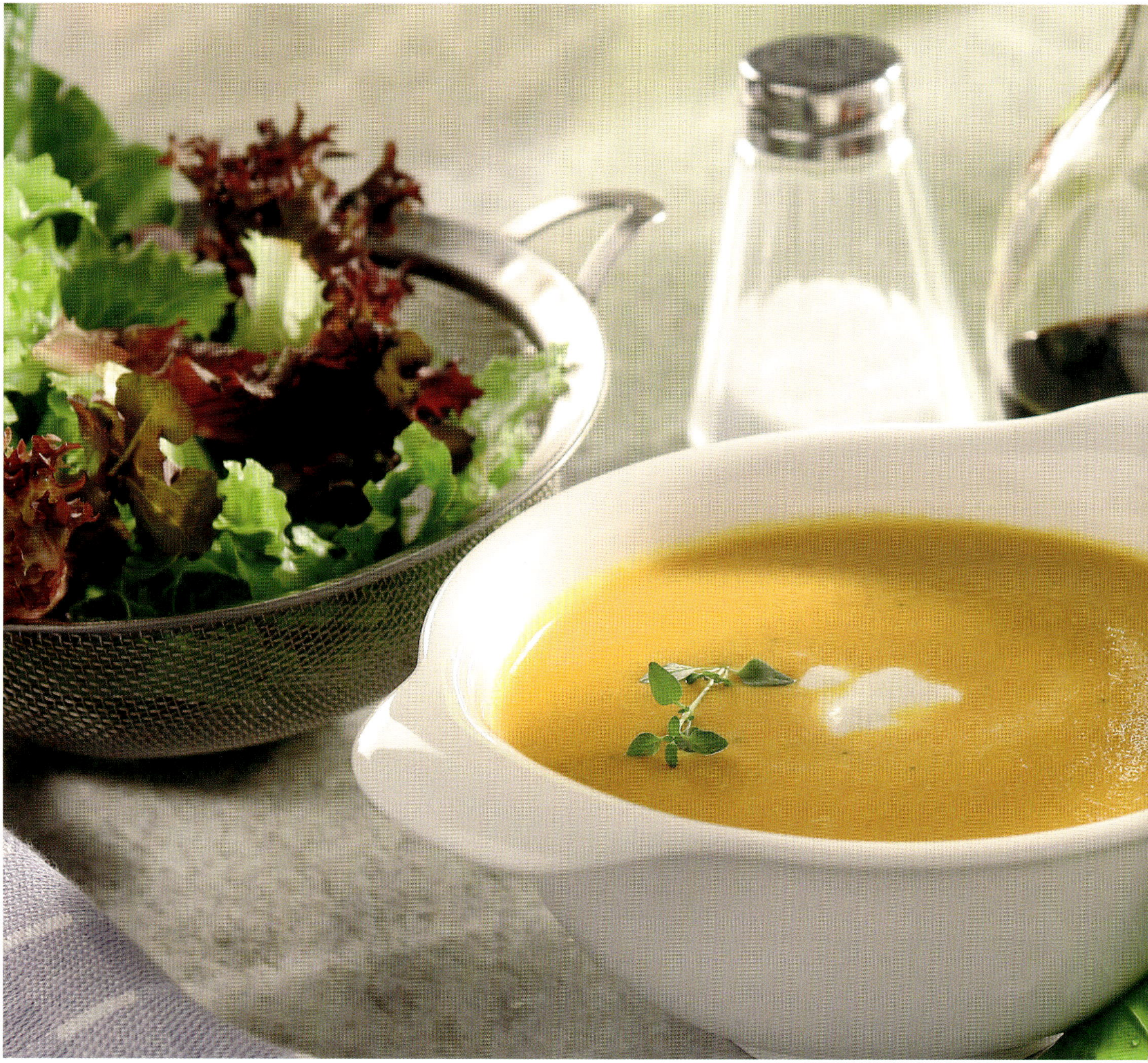

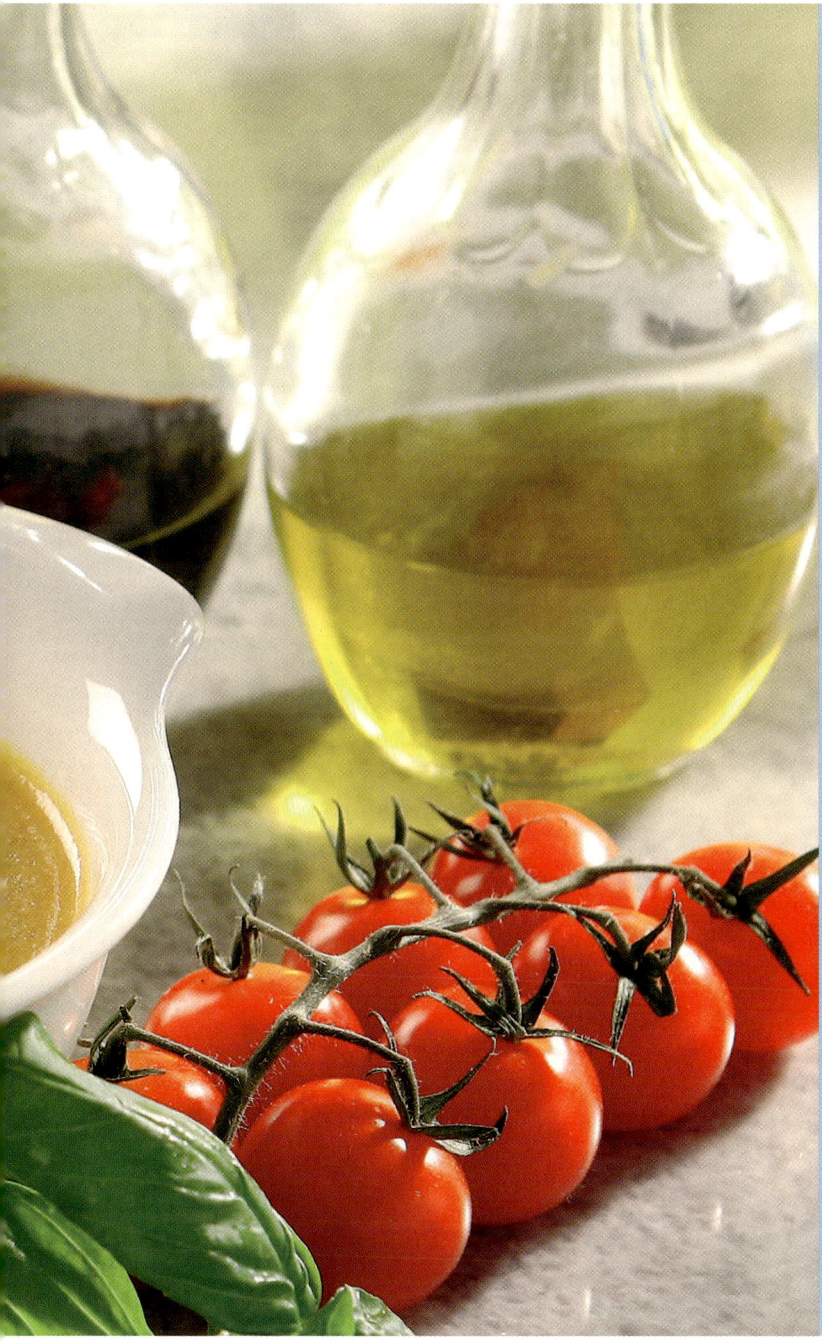

Warme und kalte Kleinigkeiten

Fenchel-Toast

Schmecken Sie das Aroma Siziliens: würziger Fenchel, süße Rosinen und feine Pinienkerne.

2 Portionen · braucht etwas mehr Zeit

1	kleine Fenchelknolle
1	kleine Zwiebel
1 EL	Olivenöl
1 EL	Pinienkerne
1 EL	helle Rosinen
	Salz | Pfeffer, frisch gemahlen
2	Scheiben Vollkorntoast
10 g	Butter
75 g	Mozzarella

- Den Backofen auf 200 Grad (Umluft 180 Grad) vorheizen. Die Fenchelknolle abspülen und putzen. Das zarte Fenchelgrün fein wiegen und die Knollen der Länge nach in Streifen schneiden. Die Zwiebel abziehen, würfeln und im heißen Öl anbraten.

- Die Fenchelstreifen dazugeben und bei milder Temperatur etwa 10 Min. zugedeckt schmoren lassen. Pinienkerne und Rosinen dazugeben und alles mit Salz und Pfeffer würzen. Die Toasts rösten und jeweils dünn mit Butter bestreichen.

- Den Mozzarella in Scheiben schneiden. Fenchel auf den Toasts verteilen und den Mozzarella darauf verteilen. Die Toasts auf der zweiten Schiene von oben etwa 10 Min. im Backofen überbacken. Vor dem Servieren mit dem Fenchelgrün garnieren.

Nährwerte pro Portion:

290 kcal/1120 kJ, 15 g Eiweiß, 18 g Fett, 15 g Kohlenhydrate, 5 g Ballaststoffe

Ananas-Sauerkraut-Toast

Fast wie der klassische Toast Hawaii, nur viel raffinierter!

2 Portionen · gelingt leicht

4	Scheiben Ananas aus der Dose
20 g	Butter
	Cayennepfeffer
4	Scheiben Vollkorntoastbrot
200 g	Sauerkraut
4	kleine Scheiben Gouda

- Den Backofen auf 200 Grad (Umluft 180 Grad, Gas Stufe 3) vorheizen. Die Ananasscheiben in einer Pfanne in der Hälfte der Butter von beiden Seiten kurz anbraten. Vorsichtig mit Cayennepfeffer würzen.

- Den Toast anrösten. Mit der Butter bestreichen. Je eine Ananasscheibe darauflegen. Das Sauerkraut auf den Toastscheiben verteilen und mit dem Käse belegen und im Backofen etwa 15 Min. goldgelb überbacken.

Nährwerte pro Portion:

340 kcal/1440 kJ, 16 g Eiweiß, 17 g Fett, 30 g Kohlenhydrate, 7 g Ballaststoffe

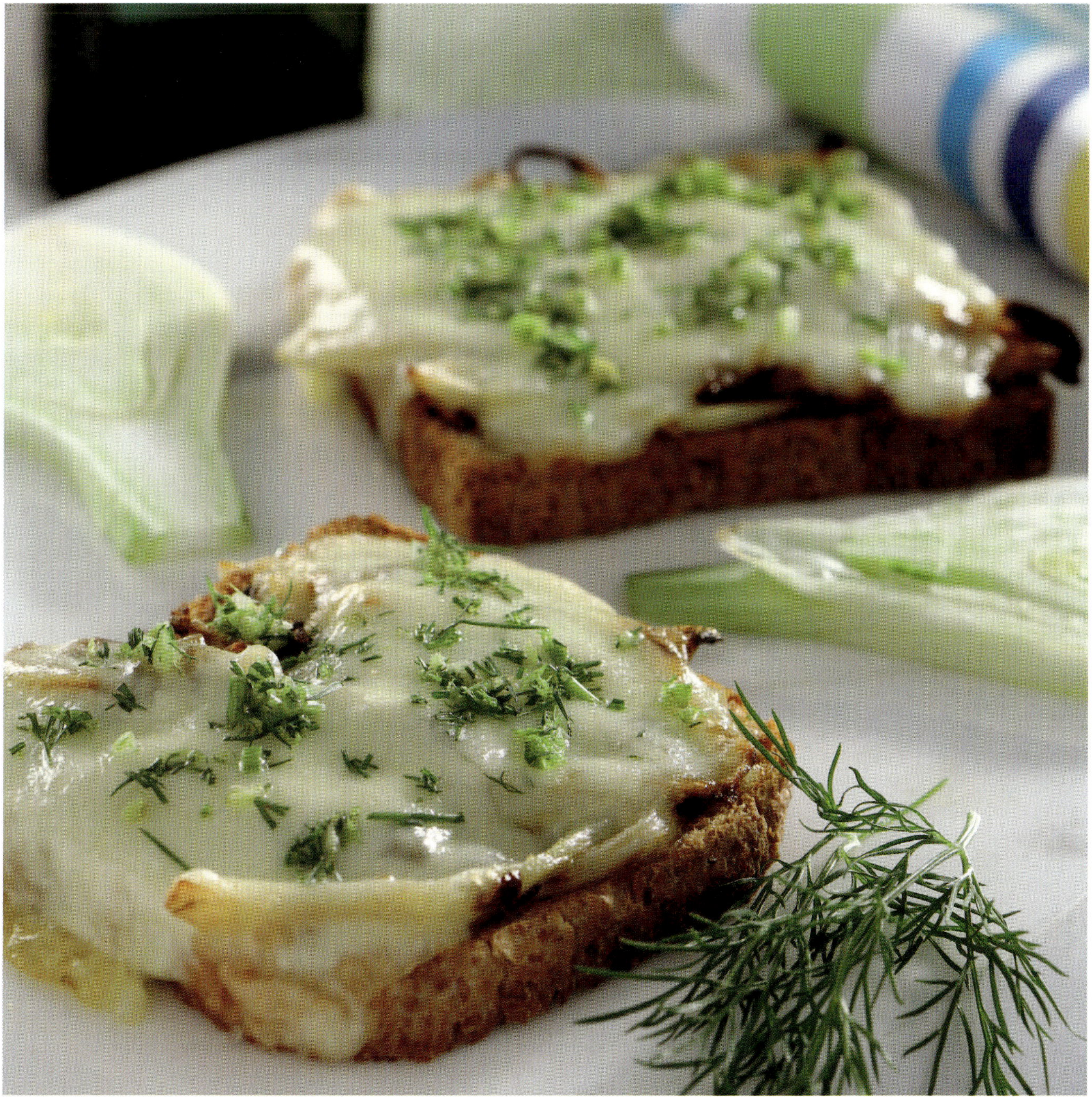

▲ Fenchel-Toast

Folienkartoffeln mit Dip

Einfaches Rezept mit großer Wirkung: Diese Kartoffeln schmecken zum Steak oder Salat.

2 Portionen · gelingt leicht

2	große Kartoffeln (à 250 g)
1/4	Bund glatte Petersilie
1/2	Bund Schnittlauch
50 g	Joghurt
50 g	Magerquark
100 g	Crème fraîche
1/2 TL	Salz | Pfeffer, frisch gemahlen
1 Msp.	Kümmel, gemahlen

- Die Kartoffeln abspülen, gründlich bürsten und mit einer Gabel mehrmals einstechen. Etwa 10 Min. in der Mikrowelle bei 600 Watt vorgaren. Den Backofen auf 200 Grad (Umluft 180 Grad) vorheizen. Die Kartoffeln in Alufolie wickeln und auf mittlerer Schiene etwa 40 Min. garen.

- Petersilie und Schnittlauch abspülen. Petersilie fein hacken, Schnittlauch in Röllchen schneiden. Joghurt, Magerquark und Crème fraîche verrühren. Die Kräuter unterrühren und mit Salz, Pfeffer und Kümmel abschmecken. Die Kartoffeln aus dem Ofen nehmen und die Kartoffeln kreuzweise einschneiden. Je einen Klecks des Dips auf die Kartoffeln geben.

Nährwerte pro Portion:

380 kcal/1540 kJ, 10 g Eiweiß, 21 g Fett, 33 g Kohlenhydrate, 5 g Ballaststoffe

Mozzarella-Brötchen

Einmal Caprese zum Mitnehmen, bitte! Ideal als Snack für unterwegs.

2 Portionen · sehr schnell

2	Vollkornbrötchen
10 g	Butter
2	Fleischtomaten
75 g	Mozzarella
10	Blättchen Basilikum
	etwas Aceto Balsamico

- Die Brötchen aufschneiden und die unteren Hälften mit der Butter bestreichen. Die Tomaten abspülen und je drei Scheiben auf die untere Brötchenhälfte legen.

- Den Mozzarella in Scheiben schneiden und auf die Tomaten legen. Basilikum darauf verteilen. Mit Balsamessig beträufeln. Die obere Hälfte daraufsetzen, die Tomaten würfeln und dazu servieren.

Nährwerte pro Portion:

230 kcal/980 kJ, 14 g Eiweiß, 11 g Fett, 19 g Kohlenhydrate, 5 g Ballaststoffe

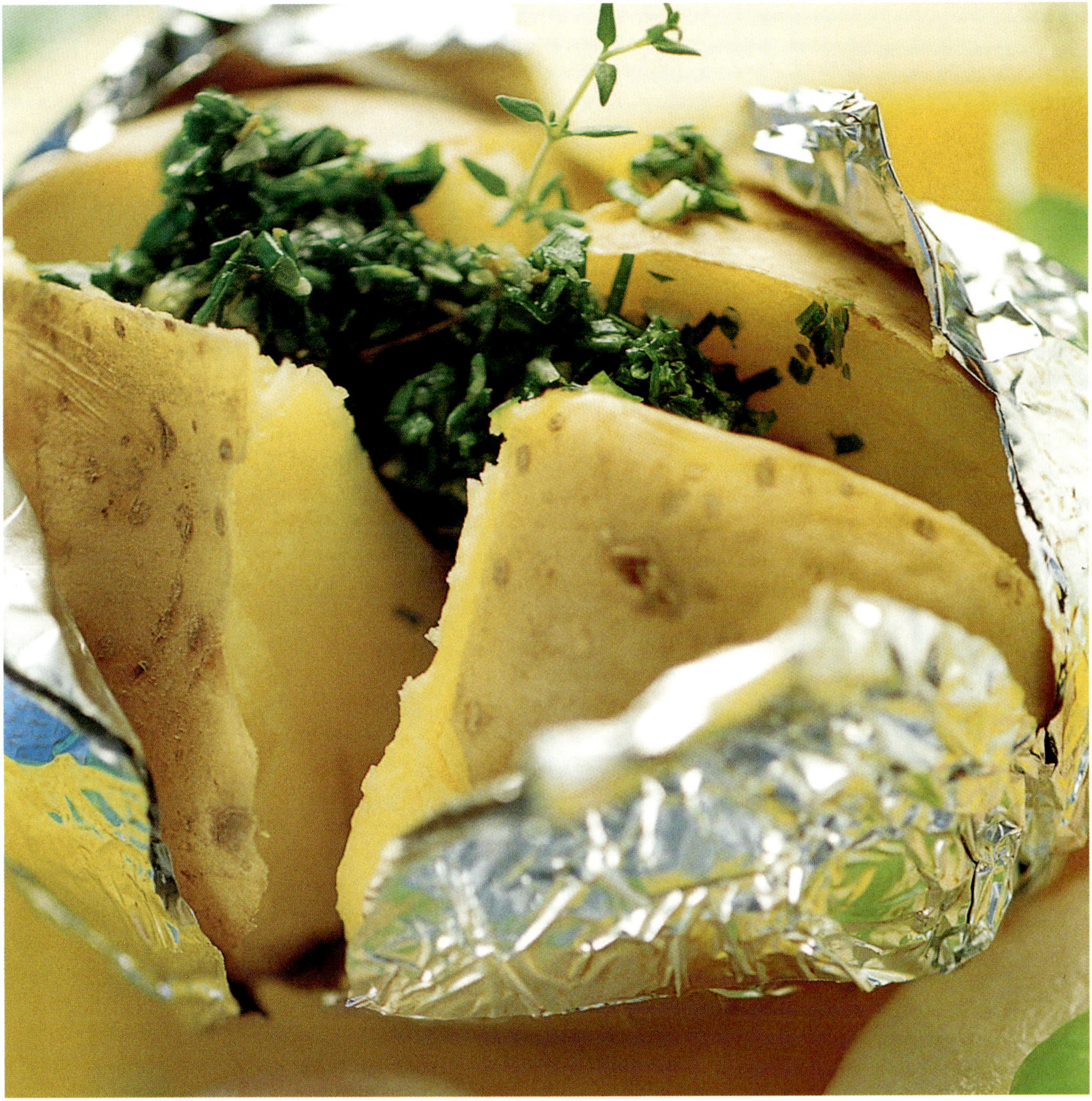

▲ Folienkartoffeln mit Dip

Kohlrabitörtchen

Kohlrabi schmeckt am besten im Frühling, denn da ist er besonders zart.

8 Stück · braucht etwas mehr Zeit

200 g	Mehl (Type 550)
	Salz | Pfeffer, frisch gemahlen
100 g	Butter
1	Eigelb
600 g	junge Kohlrabi
100 g	Schafskäse
200 g	Joghurt
2	Eier
	getr. Erbsen oder Bohnen zum Blindbacken
	Petersilie zum Garnieren

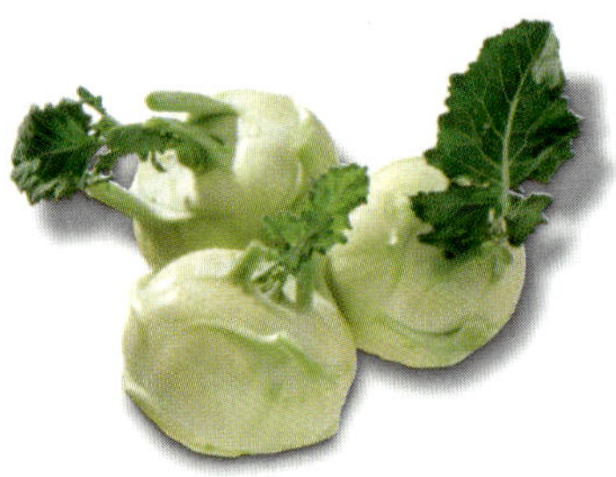

- Aus Mehl, ½ Teelöffel Salz, in Stücken geschnittener Butter, Eigelb und 3 Esslöffeln kaltem Wasser einen glatten Teig kneten. Acht kleine Förmchen mit Butter ausfetten. Den Teig auf einer bemehlten Arbeitsfläche dünn ausrollen. Acht Kreise (Ø je etwa 13 cm) ausstechen, diese in die Förmchen legen, leicht andrücken und die Böden mehrmals einstechen. Etwa 30 Min. kalt stellen.

- Inzwischen die Kohlrabi schälen, vierteln und in hauchdünne Scheiben hobeln. Das zarte Grün abspülen, fein hacken und unter die Scheibchen vermischen. Salzen und pfeffern. Den Ofen auf 200 Grad (Umluft 170 Grad) vorheizen.

- Den Teig auf der untersten Schiene etwa 10 Min. blindbacken. Den Käse mit einer Gabel zerdrücken und zusammen mit dem Joghurt und den beiden Eiern verrühren. Die Teigböden etwas auskühlen lassen und mit Kohlrabi belegen. Den Guss darübergeben und die Törtchen auf der untersten Schiene etwa 30 Min. backen. Mit Petersilie garniert servieren.

Nährwerte pro Portion:

260 kcal/1100 kJ, 9 g Eiweiß, 16 g Fett, 21 g Kohlenhydrate, 2 g Ballaststoffe

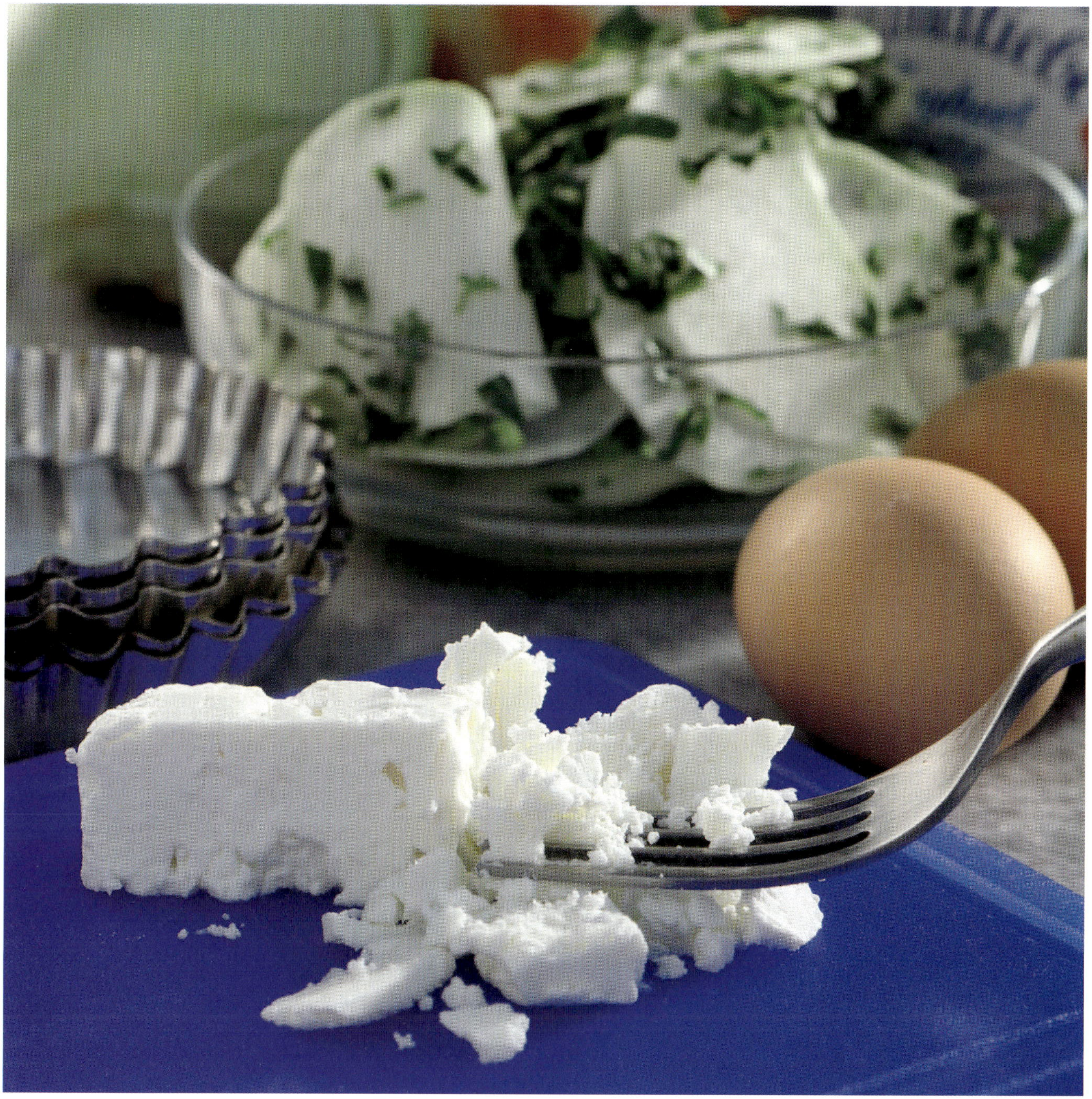

Spargel-Tomaten-Salat

Von April bis zum 24. Juni ist in Deutschland Spargelsaison ... und ein Spargelsalat bietet Abwechslung im Spargeleinerlei.

2 Portionen · gelingt leicht

300 g weißer Spargel
Salz | Pfeffer, frisch gemahlen
1 Msp. Butter
1 Pr. Zucker
1 Fleischtomate
½ Bund glatte Petersilie
2 EL Weißweinessig
2 EL Olivenöl
2 EL Basilikumpesto
2 EL Zitronensaft

- Den Spargel schälen, holzige Enden abschneiden. In leicht gesalzenem, mit einer Prise Zucker und einer Messerspitze Butter angereichertem Wasser 10 bis 12 Min. bissfest garen und in Stücke schneiden.

- Die Tomate mit kochendem Wasser überbrühen und enthäuten. Vierteln, entkernen und in Würfel schneiden. Petersilie von den Stielen zupfen. Aus Essig, Olivenöl, Pesto und Zitronensaft eine Marinade rühren. Salzen und pfeffern. Alles mischen und die Marinade darunterheben.

Nährwerte pro Portion:

240 kcal/990 kJ, 4 g Eiweiß, 21 g Fett, 8 g Kohlenhydrate, 4 g Ballaststoffe

Thunfisch-Reis-Salat mit Tomaten

Wenn der Sommer zu heiß ist für ein warmes Mittagessen, dann passt dieser köstliche Salat.

2 Personen · gelingt leicht

100 g Vollkornreis
Salz | Pfeffer, frisch gemahlen
½ kleine Salatgurke
1 Fleischtomate
½ Bund Frühlingszwiebeln
glatte Petersilie
1 Dose Thunfisch im eigenen Saft
2 EL Aceto Balsamico
2 EL Olivenöl
80 g schwarze Oliven

- Den Reis nach Packungsanweisung in Salzwasser quellen lassen. Mit kaltem Wasser abschrecken und abtropfen lassen. Die Gurke schälen und klein würfeln. Die Tomate kurz überbrühen und enthäuten. Das Fruchtfleisch entkernen und in kleine Würfel schneiden. Die Frühlingszwiebeln abspülen, putzen und in feine Ringe schneiden.

- Die Petersilie abspülen und fein hacken. Den Thunfisch abgießen und mit einer Gabel zerpflücken. Mit dem Gemüse und dem Reis heben. Aus Aceto Balsamico, Olivenöl, Salz und Pfeffer ein Dressing rühren. Mit den Oliven unter den Salat mischen und 1 Stunde ziehen lassen.

Nährwerte pro Portion:

580 kcal/2420 kJ, 26 g Eiweiß, 30 g Fett, 46 g Kohlenhydrate, 5 g Ballaststoffe

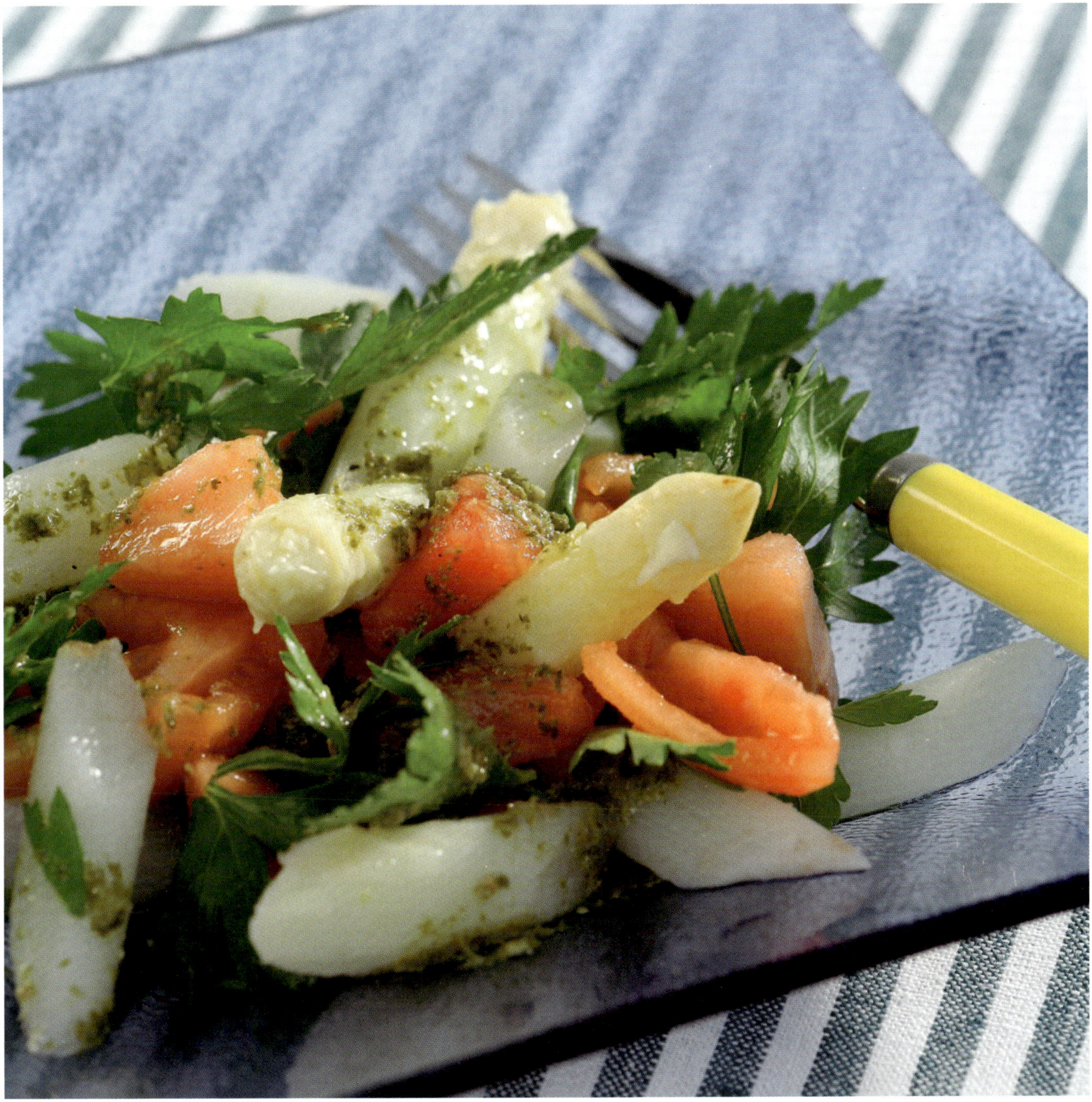

▲ Spargel-Tomaten-Salat

Feldsalat mit gebratener Geflügelleber

Knackiger Salat, Pilze, Geflügelleber und Kürbiskerne – die ideale Kombination, um Ihre Gäste mit einer schönen Vorspeise zu verwöhnen.

2 Portionen · geht schnell

1/4	Kopf Lollo Rosso
100 g	Feldsalat
2 EL	Kürbiskerne
	Saft von 1/2 Zitrone
5 EL	Gemüsebrühe
2 EL	Kürbiskernöl
	Salz | Pfeffer, frisch gemahlen
1 TL	Honig
100 g	Champignons
100 g	Geflügelleber
1 EL	Sonnenblumenöl
2 EL	Butter

- Beide Salatsorten abspülen, in mundgerechte Stücke teilen und trocken schütteln. Die Kürbiskerne fein hacken und ohne Fett anrösten. Zitronensaft, Gemüsebrühe und Kürbiskernöl zu einer Marinade verrühren. Mit Salz, Pfeffer und dem Honig abschmecken.

- Die Champignons mit einem feuchten Tuch abreiben und feinblättrig schneiden. Die Geflügelleber kalt abspülen, trocken tupfen und mundgerechte Stücke schneiden. Jeweils 1 Esslöffel Öl und Butter in einer Pfanne erhitzen und die Pilze darin anbraten. Mit Salz und Pfeffer würzen. Aus der Pfanne nehmen und beiseite stellen.

- Die Geflügelleber 2 bis 3 Min. lang anbraten. Mit Salz und Pfeffer würzen. Herausnehmen und warm halten. Den Salat mit den Pilzen vermischen, mit der Marinade beträufeln und die Leber obenauf setzen. Vor dem Servieren mit den Kürbiskernen bestreuen.

Nährwerte pro Portion:

260 kcal/1080 kJ, 15 g Eiweiß, 17 g Fett, 11 g Kohlenhydrate, 3 g Ballaststoffe

MEHR WISSEN

Kleine Warenkunde: Geflügelleber

Geflügelleber ist der Sammelbegriff für die Leber von Geflügel wie Huhn, Pute, Ente und Gans. Geflügelleber enthält eine Reihe von lebensnotwendigen Nährstoffen. Sein Eisengehalt ist besonders hoch. Er liegt bei etwa 9 Prozent. Ein weiterer wichtiger Inhaltsstoff ist das Zink. Außerdem enthält die Leber viel Vitamin A und E sowie Folsäure. Aufgrund der Belastung mit Schadstoffen sollte Leber jedoch nicht häufiger als alle zwei Wochen in einer portionsüblichen Menge von 100 bis 150 g pro Person verzehrt werden. Leber sollten Sie direkt nach dem Kauf zubereiten und im Kühlschrank zwischenlagern.

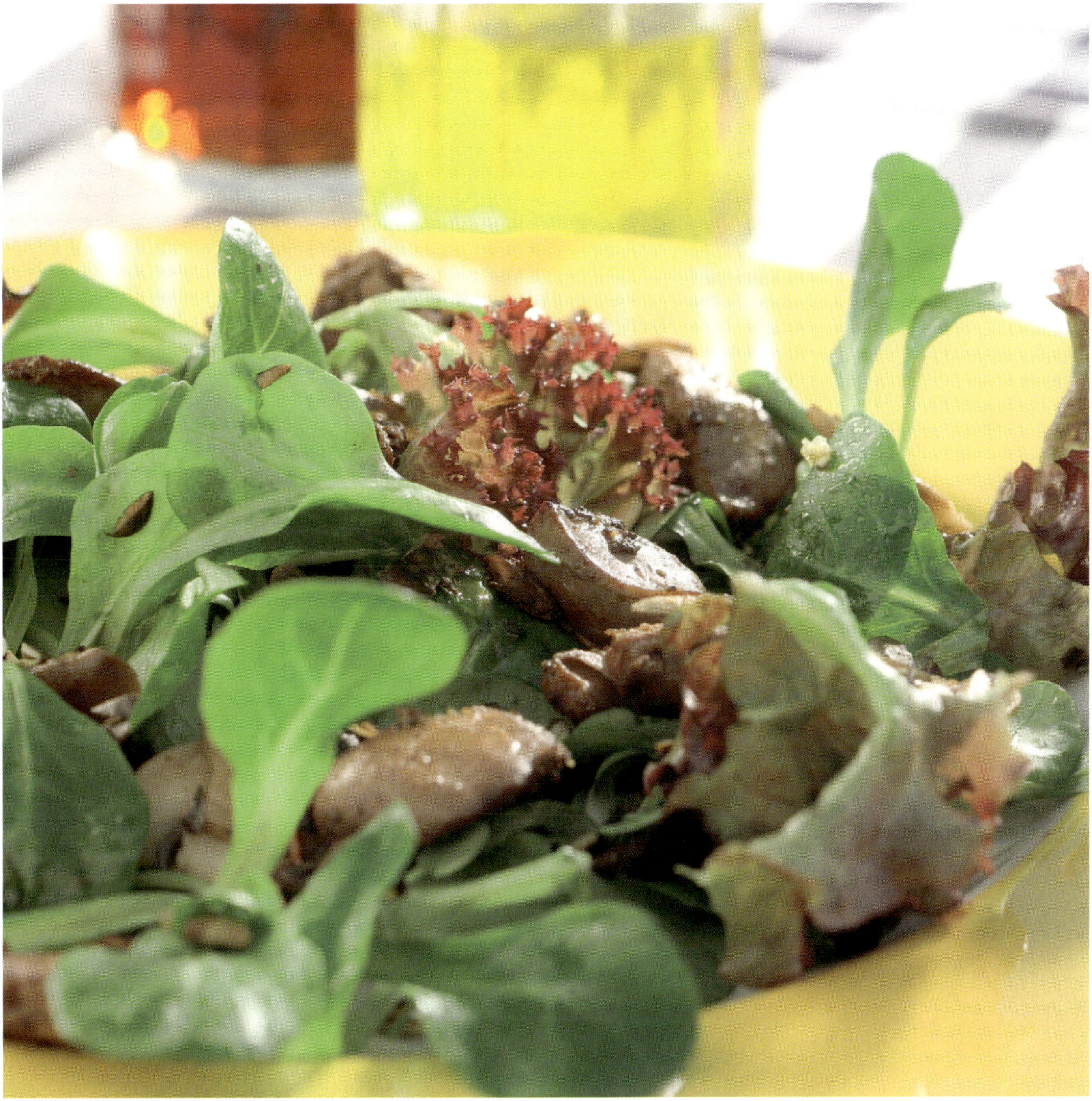

Italienischer Blattsalat

2 Portionen · gelingt leicht

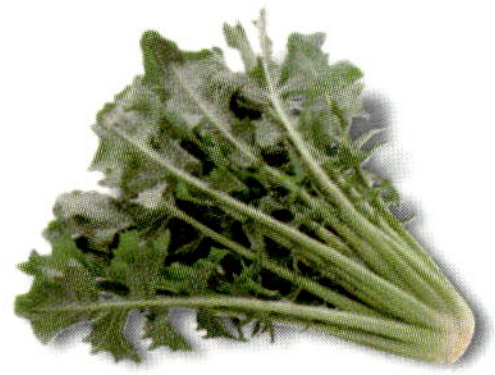

2 EL	Pinienkerne
40 g	Rucola
40 g	junger Löwenzahnsalat
1/4	Salatgurke
40 g	getrocknete Tomaten in Öl
2 EL	Olivenöl
2 EL	Aceto Balsamico
	Salz | Pfeffer, frisch gemahlen
1 Msp.	Zucker
1/2 TL	Pizzagewürz, getrocknet
10 g	Parmesan am Stück

- Die Pinienkerne in einer beschichteten Pfanne ohne Fett rösten. Den Rucola und den Löwenzahnsalat abspülen, in mundgerechte Stücke zerpflücken und trocken schütteln. Die Gurke schälen, halbieren und entkernen. Die Gurkenhälfte in dünne Scheiben schneiden.

- Die Tomaten abtropfen lassen und fein würfeln. Aus Olivenöl, Aceto Balsamico, Salz, Pfeffer, Zucker und Pizzagewürz eine Marinade zubereiten. Vom Parmesan mit einem Sparschäler oder einem Messer grobe Hobel abschaben. Kurz vor dem Servieren alle Zutaten zusammen mit der Marinade locker miteinander vermischen.

Beilage: Ciabatta.

Nährwerte pro Portion:

250 kcal/1060 kJ, 6 g Eiweiß, 22 g Fett, 7 g Kohlenhydrate, 3 g Ballaststoffe

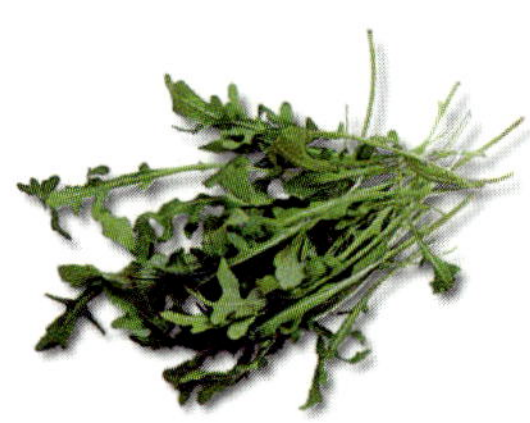

Blattsalat mit Putenbrust

2 Portionen · geht schnell

150 g	Putenbrust
	Salz | Pfeffer, frisch gemahlen
	Curry
2 EL	Olivenöl
2 EL	Sherry-Essig
150 g	Blattsalat (z.B. Rucola, Frisée, Radicchio)
150 g	Cocktailtomaten
50 g	Sojabohnensprossen
200 g	Mangofruchtfleisch
3 EL	Petersilienblättchen, glatt
2–3 EL	Gemüsebrühe
1	Knoblauchzehe
4	Scheiben Vollkornbaguette

- Putenbrust kalt abspülen, trocken tupfen und mit Salz, Pfeffer und Currypulver einreiben. 1 Esslöffel Olivenöl mit 1 Esslöffel Sherry-Essig verrühren und die Putenbrust 15 Min. in der Mischung marinieren. Salat putzen, waschen, in Stücke zupfen und auf einem Teller anrichten. Cocktailtomaten halbieren. Sojasprossen abspülen, Mangofruchtfleisch in Spalten schneiden. Alles zusammen auf dem Salat verteilen.

- Putenbrust in einer beschichteten Pfanne ohne Fett von beiden Seiten 2 bis 3 Min. knusprig anbraten, herausnehmen und abkühlen lassen. Für das Dressing restliches Öl mit Gemüsebrühe, Sherry-essig, abgezogenem, zerdrücktem Knoblauch, Salz und Pfeffer mischen. Putenbrust in Streifen schneiden und auf den Salat geben. Das Dressing über den Salat träufeln und mit dem Baguette servieren.

Nährwerte pro Portion:

340 kcal/1420 kJ, 24 g Eiweiß, 12 g Fett, 32 g Kohlenhydrate, 7 g Ballaststoffe

Kartoffelsalat mit Rucola

2 Portionen · gelingt leicht

400 g	Kartoffeln
2	Eier
50 g	Rucola
80 ml	Gemüsebrühe
3 EL	Olivenöl
2 EL	Weißweinessig
1 TL	Senf
	Salz | Pfeffer, frisch gemahlen
1 Pr.	Zucker
1/2	Bund Radieschen

- Die Kartoffeln gründlich abspülen und 20 Min. kochen. Das Kochwasser abgießen und die Kartoffeln pellen und in Scheiben schneiden. Die Eier hart kochen. Rucola putzen und abspülen. Große Blätter in mundgerechte Stücke schneiden. Die Hälfte des Rucola mit Brühe, Öl, Essig und Senf pürieren. Das Dressing mit Salz, Pfeffer und Zucker abschmecken.

- Die noch warmen Kartoffelscheiben mit dem Dressing mischen und etwa 1 Stunde ziehen lassen. Die Eier abschrecken, pellen, in sechs Stücke schneiden und die einzelnen Segmente halbieren. Die Radieschen putzen, abspülen und in Stifte schneiden. Zum Schluss die Radieschen, Eier und den restlichen Rucola unter den Kartoffelsalat heben.

Nährwerte pro Portion:

350 kcal/1470 kJ, 12 g Eiweiß, 22 g Fett, 26 g Kohlenhydrate, 5 g Ballaststoffe

Endivien-Apfel-Salat mit Roquefort

2 Portionen · geht schnell

1/2	kleiner Kopf krauser Endiviensalat
1	Stange Staudensellerie
1	roter Apfel
	Saft von 1/2 Orange
2 EL	Walnussöl
2 EL	Weißweinessig
	Salz | Pfeffer, frisch gemahlen
1/4 TL	Zucker
40 g	Roquefort
1 EL	Walnüsse, gehackt

- Den Endiviensalat abspülen, in mundgerechte Stücke zupfen und trocken schütteln. Staudensellerie abspülen, putzen und in dünne Stückchen schneiden. Den Apfel abspülen, vierteln und entkernen, dann in kleine Würfel schneiden. Mit etwas Orangensaft beträufeln.

- Walnussöl, Weißweinessig und Orangensaft zu einer Marinade verrühren. Mit Salz, Pfeffer und Zucker abschmecken. Den Roquefort zerkrümeln. Endiviensalat, Sellerie und Apfelstückchen miteinander vermischen. Die Marinade darübergeben und alles erneut vermengen. Den Salat auf zwei Tellern verteilen. Mit dem Roquefort und den Walnusskernen bestreut servieren.

Nährwerte pro Portion:

190 kcal/810 kJ, 6 g Eiweiß, 15 g Fett, 9 g Kohlenhydrate, 2 g Ballaststoffe

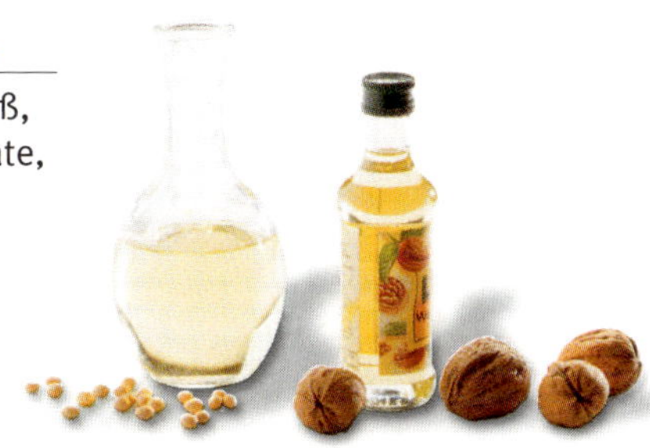

Karottencremesuppe

Etwas Warmes braucht der Mensch, das nicht schwer im Magen liegt.

2 Portionen · geht schnell

1	Bund junge Karotten
200 g	Kartoffeln
1 EL	Butter
500 ml	Gemüsebrühe
	Salz | Pfeffer, frisch gemahlen
50 g	Crème fraîche
2 EL	Kerbelblättchen, gehackt

- Die Karotten putzen, abspülen und in Scheiben schneiden. Die Kartoffeln schälen und würfeln. Die Butter zerlassen und die Karotten und Kartoffeln darin andünsten. Die Gemüsebrühe angießen und alles im geschlossenen Topf bei mittlerer Hitze etwa 15 Min. garen.
- Die Karotten und die Kartoffeln mitsamt der Brühe pürieren. Mit Salz und Pfeffer abschmecken. Das Crème fraîche zur heißen, nicht mehr kochenden Suppe geben. Vor dem Servieren mit etwas Kerbel garnieren.

Nährwerte pro Portion:

260 kcal/1070 kJ, 5 g Eiweiß, 15 g Fett, 24 g Kohlenhydrate, 11 g Ballaststoffe

Brokkolicremesuppe mit Forelle

Ein leckeres Süppchen für den besonderen Anlass, auch bei Fischmuffeln findet es Anklang.

2 Portionen · geht schnell

200 g	Brokkoli
1/2	Zwiebel
1 EL	Sonnenblumenöl
300 ml	Gemüsebrühe
2 TL	Zitronensaft
	Salz | Pfeffer, frisch gemahlen
2 EL	Kräuter-Crème-fraîche
1 Msp.	Muskatnuss, frisch gerieben
80 g	geräucherte Forelle

- Den Brokkoli abspülen, putzen, in kleine Röschen teilen und den Strunk in kleine Stücke schneiden. Zwiebel abziehen, fein würfeln und im Öl andünsten. Brokkoli dazugeben, mit Brühe ablöschen. Zitronensaft hinzufügen. In etwa 15 Min. gar kochen. Die Suppe mit einem Pürierstab pürieren.
- Die Hälfte des Crème-fraîche unter die nicht mehr kochende Suppe rühren. Mit Salz, Pfeffer und Muskat abschmecken. Das Forellenfilet von der Haut befreien und in etwa 2 cm breite Streifen schneiden. Die Suppe mit Fisch und Crème-fraîche garnieren.

Nährwerte pro Portion:

160 kcal/690 kJ, 12 g Eiweiß, 4 g Fett, 11 g Kohlenhydrate, 3 g Ballaststoffe

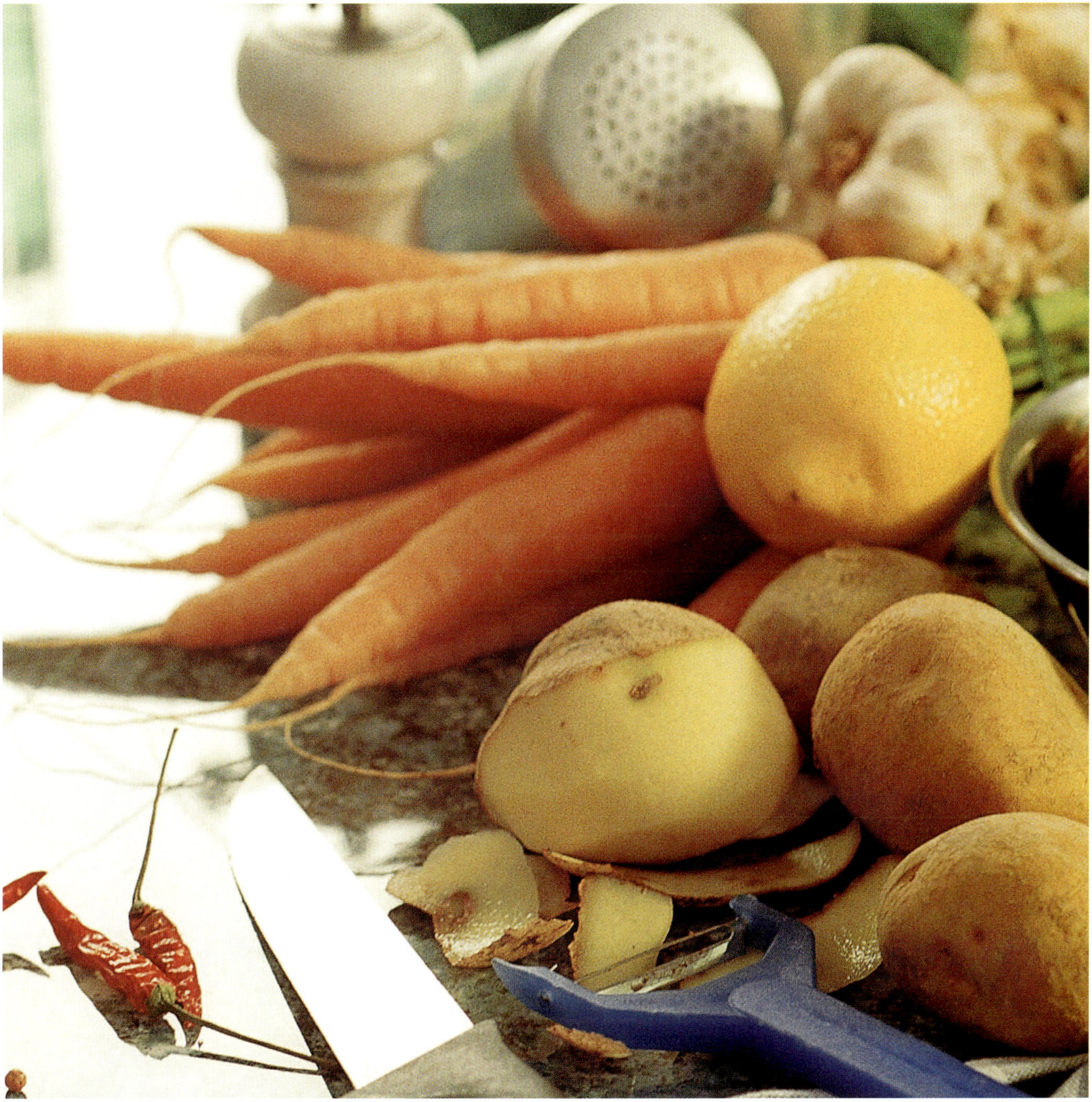

Kürbiscremesuppe

Diese Suppe wärmt Sie an ungemütlichen Herbsttagen prima auf.

€ 2 Portionen · preisgünstig

500 g	Kürbis
1	kleine Zwiebel
1 EL	Rapsöl
500 ml	Gemüsebrühe
80 g	Sahne
1	Eigelb
1 Pr.	Muskatnuss, frisch gerieben
1 Pr.	Nelken, gemahlen
	Salz | Pfeffer, frisch gemahlen
2 EL	Petersilie, gehackt

- Den Kürbis schälen, von dem weichen Faserteil sowie den Kernen befreien und das feste Fruchtfleisch in Würfel schneiden. Die Zwiebeln abziehen und in sehr feine Würfel schneiden.

- Das Öl erhitzen und die Zwiebeln darin andünsten. Den Kürbis zugeben und die Gemüsebrühe angießen. Alles im geschlossenen Topf bei milder Hitze etwa 15 Min. köcheln lassen. Die Suppe danach pürieren.

- Die Sahne mit dem Eigelb verquirlen und in die heiße, nicht mehr kochende Suppe einrühren, bis diese sämig ist. Die Suppe mit den Gewürzen abschmecken und mit der Petersilie bestreut servieren.

Nährwerte pro Portion:

280 kcal/1180 kJ, 8 g Eiweiß, 21 g Fett, 15 g Kohlenhydrate, 3 g Ballaststoffe

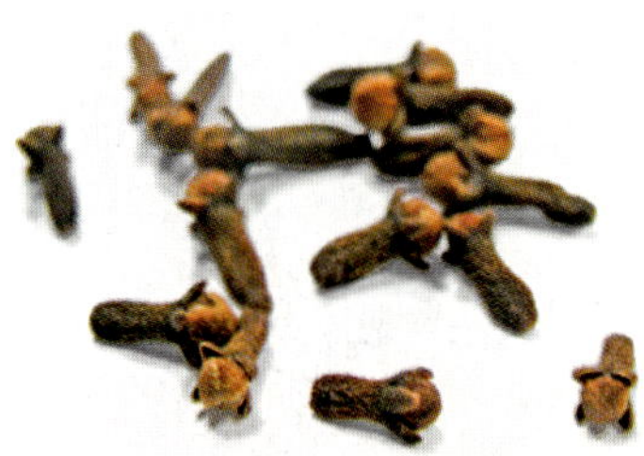

MEHR WISSEN

Kleine Warenkunde: Kürbis

Mit der Entdeckung Amerikas kam auch der Kürbis nach Europa, doch verfütterte man das vielseitige Gemüse erst einmal nur ans Vieh. Erst nach und nach eroberte der Kürbis auch unseren Speisezettel. In Mittel- und Südamerika wurden Kürbisse schon vor etwa 1000 Jahren von den Mayas und Azteken angebaut. Der Kürbis geriet aber lange in Vergessenheit und hat jetzt in unseren Küchen eine Renaissance erlebt. Das ist gut so, denn die leuchtend gelben Früchte sind äußerst gesund und bei Magen- und Darmbeschwerden äußerst gut verträglich. Das Fruchtfleisch ist besonders reich an ß-Carotin; dieser sekundäre Pflanzenstoff soll uns sogar vor Krebs schützen.

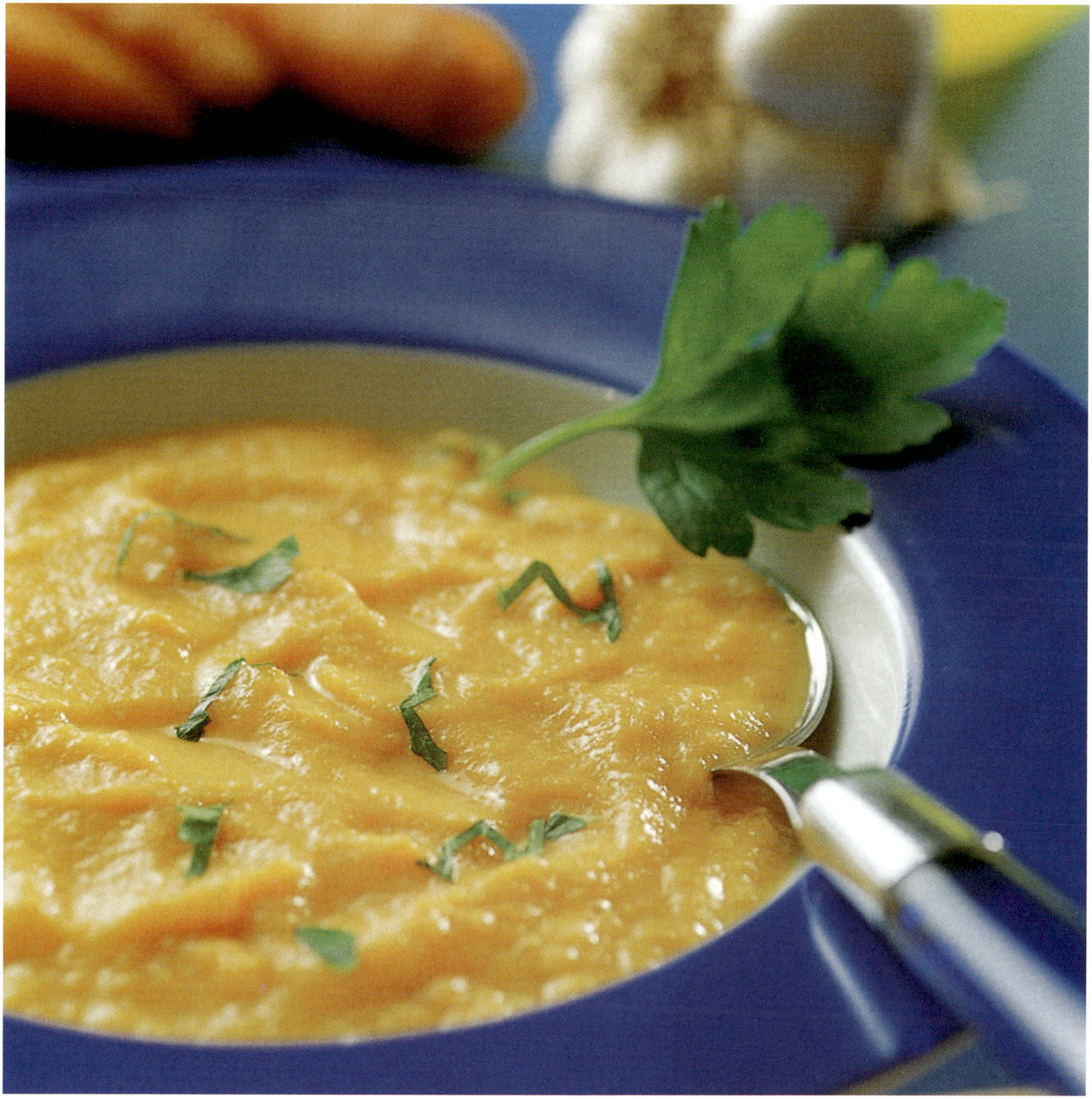

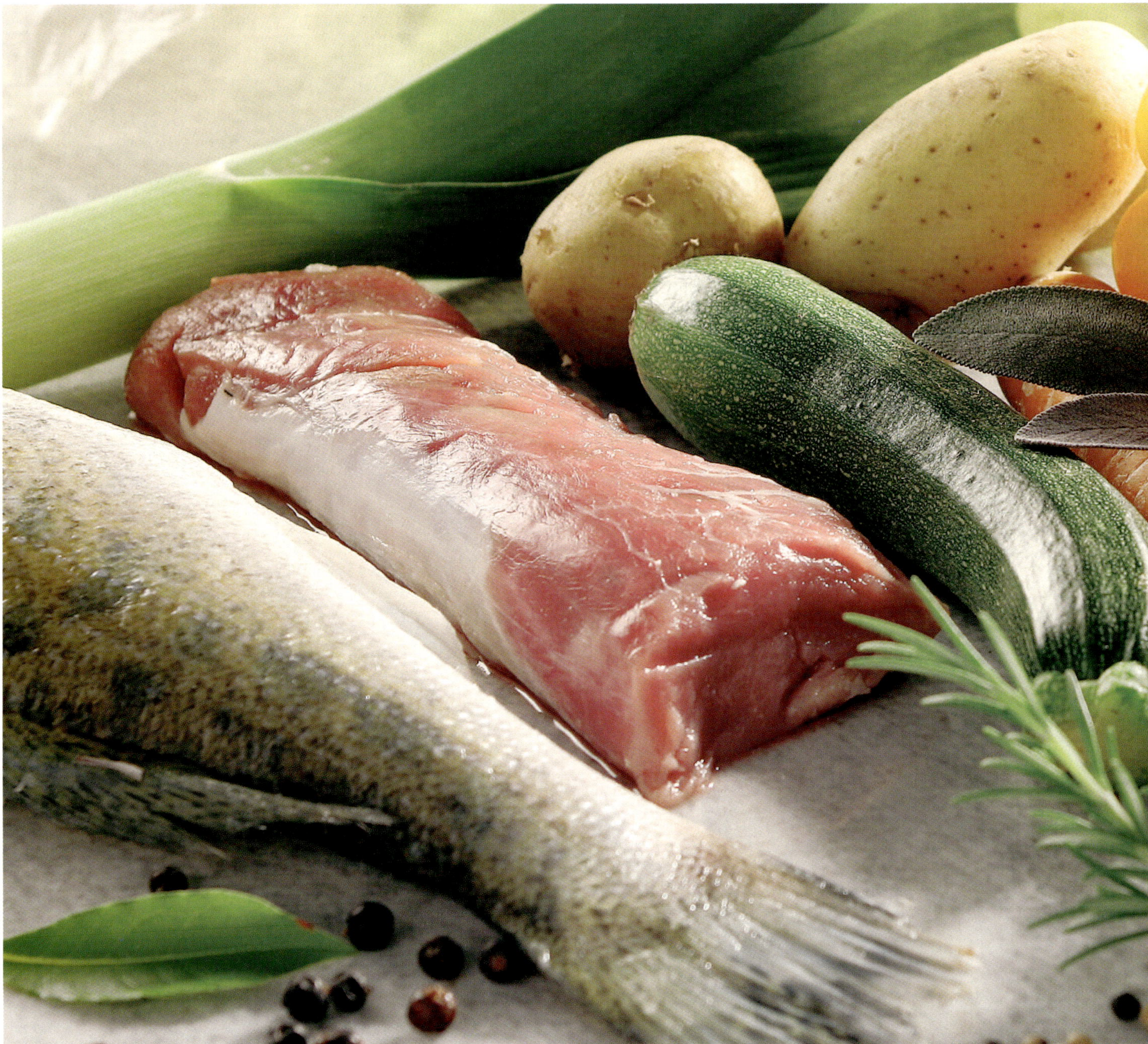

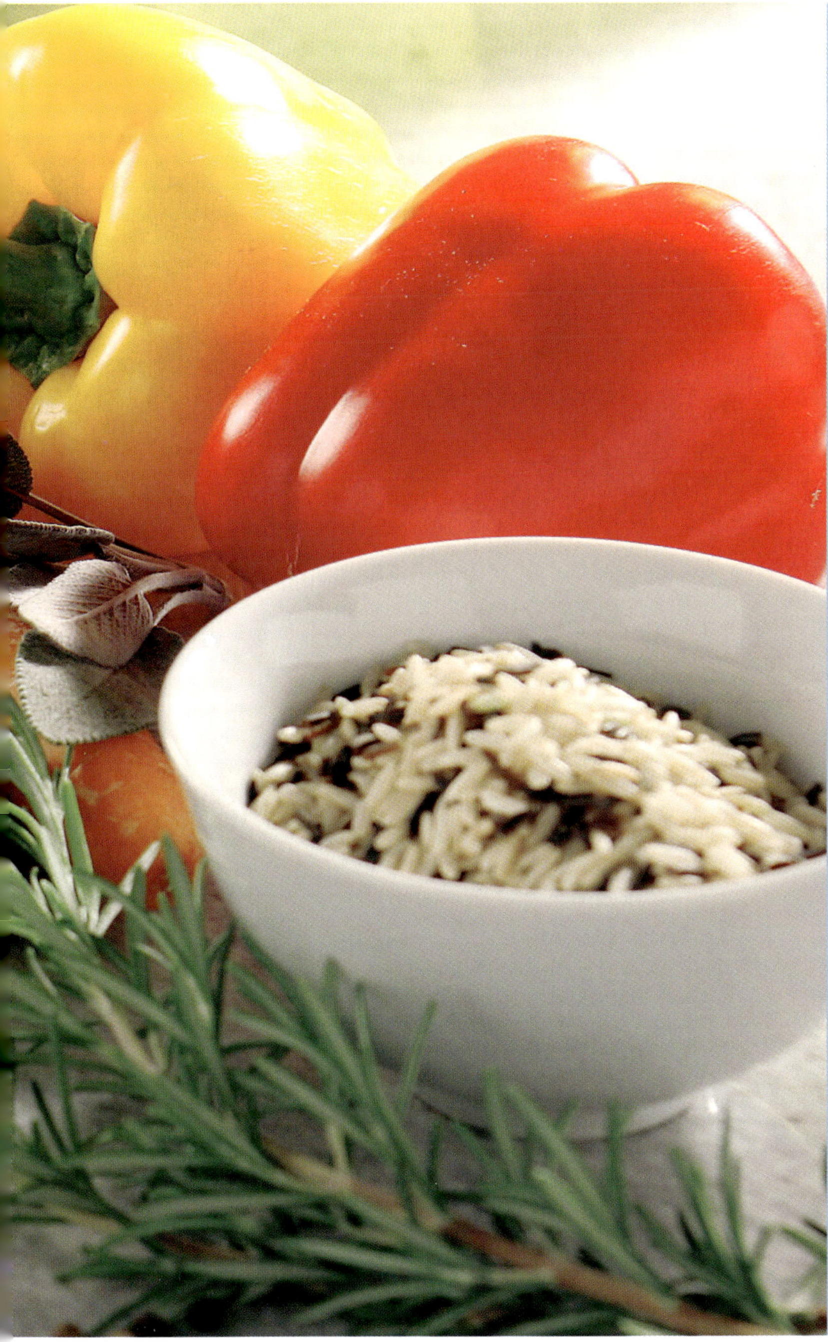

Warme Hauptgerichte

Fischgratin mit Sherrysauce

So haben Sie Endiviensalat noch nicht kennen gelernt – dem Gratin verleiht er eine feine Note und es sieht dazu klasse aus.

2 Portionen · gelingt leicht

300 g	Endiviensalat
	Salz | Pfeffer, frisch gemahlen
400 g	Kabeljaufilet
	Saft von ½ Zitrone
	Fett für die Form
3 EL	Emmentaler, gerieben
1 EL	Semmelbrösel
½	Zwiebel
1 TL	Butter
50 ml	halbtrockener Sherry
	Saft von 1 Orange
	Saft von ½ Limette
80 g	Sahne
1 Pr.	Zucker

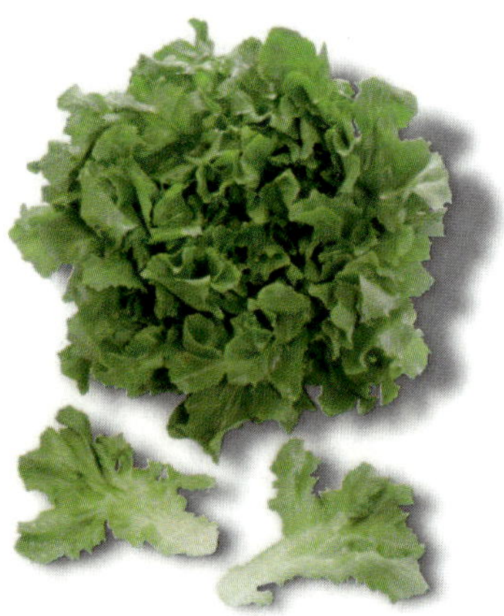

- Den Salat putzen, abspülen und in Streifen schneiden. In kochendem Salzwasser etwa 2 Min. blanchieren, danach in einem Sieb sehr kalt abschrecken und gut abtropfen lassen. Den Backofen auf 200 Grad (Umluft 180 Grad, Gas Stufe 3) vorheizen.

- Das Fischfilet kalt abspülen, trocken tupfen und in 1 bis 2 cm breite Streifen schneiden. Diese mit Zitronensaft beträufeln, salzen und pfeffern. Eine Gratinform ausfetten. Abwechselnd Endivienstreifen und Kabeljaustreifen hineinschichten.

- Den Emmentaler mit den Semmelbröseln vermischen, über das Gratin streuen und ihn im heißen Ofen auf der mittleren Schiene etwa 35 Min. backen. Inzwischen die Zwiebel abziehen, fein hacken und in der Butter andünsten.

- Den Sherry angießen, 5 Min. köcheln lassen. Den Orangen- und den Limettensaft sowie die Sahne in die Mischung rühren, sämig einkochen lassen und mit Salz, Pfeffer und etwas Zucker würzen. Die Sauce zu dem Fischgratin servieren.

Beilage: Brot, Kartoffeln oder Reis.

Nährwerte pro Portion:

450 kcal/1890 kJ, 44 g Eiweiß, 21 g Fett, 13 g Kohlenhydrate, 2 g Ballaststoffe

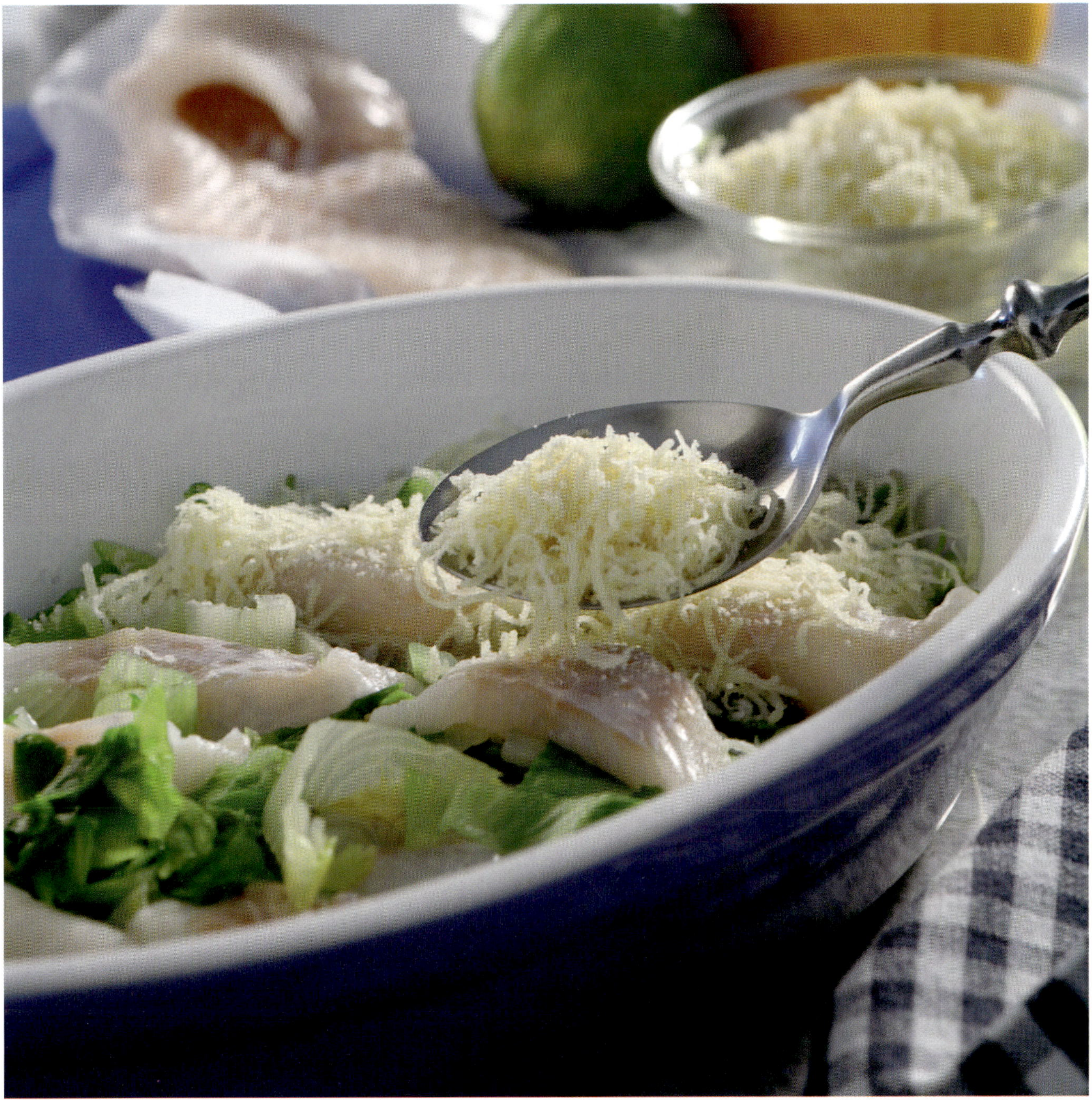

Rotbarsch-Reis-Auflauf

Schnell, unkompliziert, lecker – so soll ein Mittagessen an Wochentagen sein.

2 Portionen · gelingt leicht

150 g	Parboiled Reis
100 ml	Gemüsebrühe
1	Fleischtomate
1	Knoblauchzehe
2 EL	Tomatenmark
½ TL	Paprikapulver, edelsüß
250 g	Rotbarschfilet
2 EL	Zitronensaft
	Salz | Pfeffer, frisch gemahlen
250 g	Blattspinat (tiefgekühlt)
40 g	Sahne
50 g	Gouda, gerieben

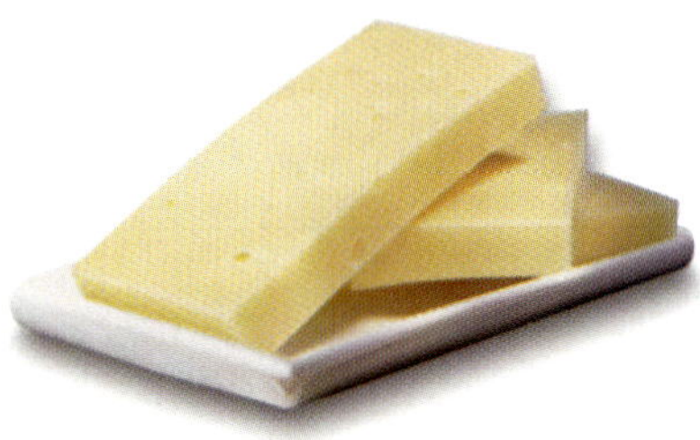

- Den Reis in der Gemüsebrühe etwa 5 Min. quellen lassen. Die Tomate über Kreuz einritzen, kurz überbrühen, häuten und entkernen. Das Fruchtfleisch in kleine Würfel schneiden, zusammen mit dem Tomatenmark und dem Paprikapulver unter den Reis mischen. Die Masse in eine Auflaufform füllen.

- Den Backofen auf 200 Grad (Umluft 180 Grad, Gas Stufe 3) vorheizen. Den Fisch abspülen, trocken tupfen, in 4 gleich große Stücke teilen. Mit Zitronensaft beträufeln, salzen und pfeffern. Die Hälfte des Spinats auf dem Reis verteilen.

- Den Fisch darauflegen und mit etwas Sahne beträufeln. Mit dem restlichen Spinat zudecken und die übrige Sahne darüberträufeln. Mit Käse bestreuen und etwa 30 Min. backen.

Nährwerte pro Portion:

590 kcal/2480 kJ, 43 g Eiweiß, 16 g Fett, 63 g Kohlenhydrate, 5 g Ballaststoffe

Schellfisch-Tomaten-Gratin

Ein mediterraner Schmaus, mit dem Aroma von grünem Pfeffer und glatter Petersilie.

- Die Tomaten über Kreuz einritzen, mit kochendem Wasser überbrühen und häuten. Die Tomaten vierteln und entkernen, das Fruchtfleisch würfeln. Die Frühlingszwiebeln putzen, in feine Ringe schneiden und dabei die weißen und die grünen Teile trennen.

- Die weißen Zwiebelteile im Öl andünsten. Den Knoblauch zerdrücken und mit dem Zwiebelgrün und den Tomaten dazugeben. Kräftig mit Salz und Pfeffer würzen, die Pfefferkörner hinzufügen und etwa 10 Min. dünsten. Den Backofen auf 180 Grad (Umluft 160 Grad, Gas Stufe 2) vorheizen.

- Die Fischfilets kalt abspülen und trocken tupfen. Mit dem Zitronensaft beträufeln, salzen, pfeffern und in etwa 3 cm breite Streifen schneiden. Eine feuerfeste Form ausfetten und den Fisch hineinlegen.

- Die Zwiebel-Tomaten-Sauce auf dem Fisch verteilen. Den Käse grob reiben und über die Sauce streuen. Das Gratin im heißen Ofen etwa 25 Min. backen. Die Petersilie abspülen und fein hacken. Kurz vor dem Servieren über das Gratin streuen.

Beilage: Baguette oder Reis.

Tipp

Tomaten gehören nicht in das Gemüsefach des Kühlschranks. Lagern Sie sie bei Zimmertemperatur, denn sie mögen es nicht gerne kalt. Im Kühlschrank verlieren sie ihr Aroma und schmecken fad und wässrig.

Nährwerte pro Portion:

420 kcal/1760 kJ, 46 g Eiweiß, 21 g Fett, 11 g Kohlenhydrate, 3 g Ballaststoffe

2 Portionen · gut vorzubereiten

400 g	reife Tomaten
1/2	Bund Frühlingszwiebeln
2	Knoblauchzehen
2 EL	Olivenöl
	Salz | Pfeffer, frisch gemahlen
1 TL	grüner Pfeffer (aus dem Glas)
400 g	Schellfischfilet
	Saft von 1/2 Zitrone
	Fett für die Form
60 g	Appenzeller
1/2	Bund glatte Petersilie

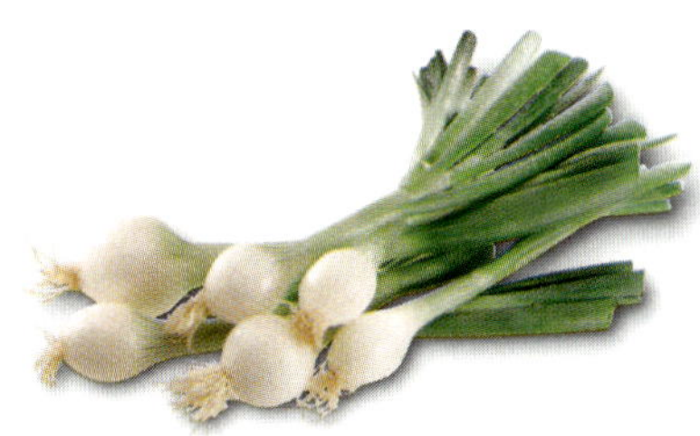

Gefüllte Lachsforelle

Ein Festtagsessen! Es lässt sich sehr gut vorbereiten und überzeugt die Gäste schon rein optisch.

4 Portionen · gelingt leicht

2	küchenfertige Lachsforellen (à 800 g)
	Saft von 1/2 Zitrone
	Salz | Pfeffer, frisch gemahlen
1/4	Bund Estragon
1	Scheibe Weißbrot
80 g	mittelalter Gouda, gerieben
1 EL	Mandeln, gehackt
100 g	Crème fraîche
1 TL	mittelscharfer Senf
20 g	Butter
100 ml	trockener Weißwein
1	Frühlingszwiebel
1 EL	Stärke

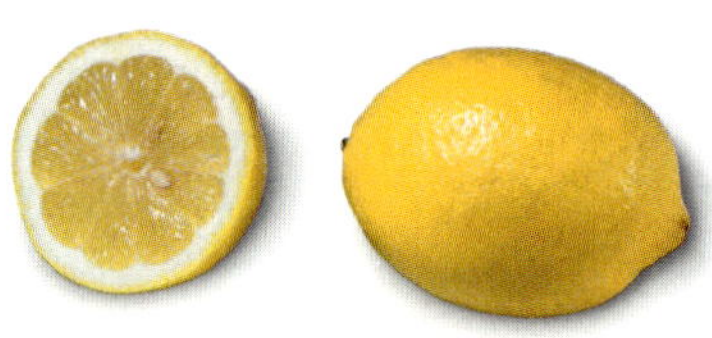

- Die Fische innen und außen gründlich abspülen und trocken tupfen. Mit Zitronensaft beträufeln und mit Salz und Pfeffer von innen und außen einreiben. Estragon abspülen, trocken schütteln und fein hacken. Etwas Estragon beiseite stellen.

- Das Weißbrot entrinden und in feine Würfelchen schneiden. Estragon, Gouda, Brot, Mandeln, 2 Esslöffel Creme fraîche und Senf in eine Schüssel geben und miteinander vermengen. Die Lachsforellen mit der Masse füllen und mit Küchengarn umwickeln. Den Backofen auf 180 Grad (Umluft 160 Grad, Gas Stufe 3) vorheizen.

- Eine Fettpfanne mit etwas Butter einfetten und die Forellen hineinlegen. Die restliche Butter auf die nach oben liegenden Seiten der Forellen streichen, den Weißwein angießen und auf unterer Schiene etwa 35 Min. garen. Die Frühlingszwiebeln abspülen, putzen und in feine Ringe schneiden.

- Wenn die Fische gar sind, den Weinsud abgießen, mit Wasser auf 1/8 Liter auffüllen und erwärmen. Die Stärke unter das restliche Crème fraîche rühren und damit die Sauce binden. Die Frühlingszwiebeln und den restlichen Estragon untermengen, salzen und pfeffern. Die Forellen am Tisch enthäuten und jedem eine Forellenfilethälfte servieren. Mit etwas Sauce überziehen.

Beilage: Salzkartoffeln und Fenchelgemüse.

Nährwerte pro Portion:

430 kcal/1800 kJ, 43 g Eiweiß, 22 g Fett, 8 g Kohlenhydrate, 0,5 g Ballaststoffe

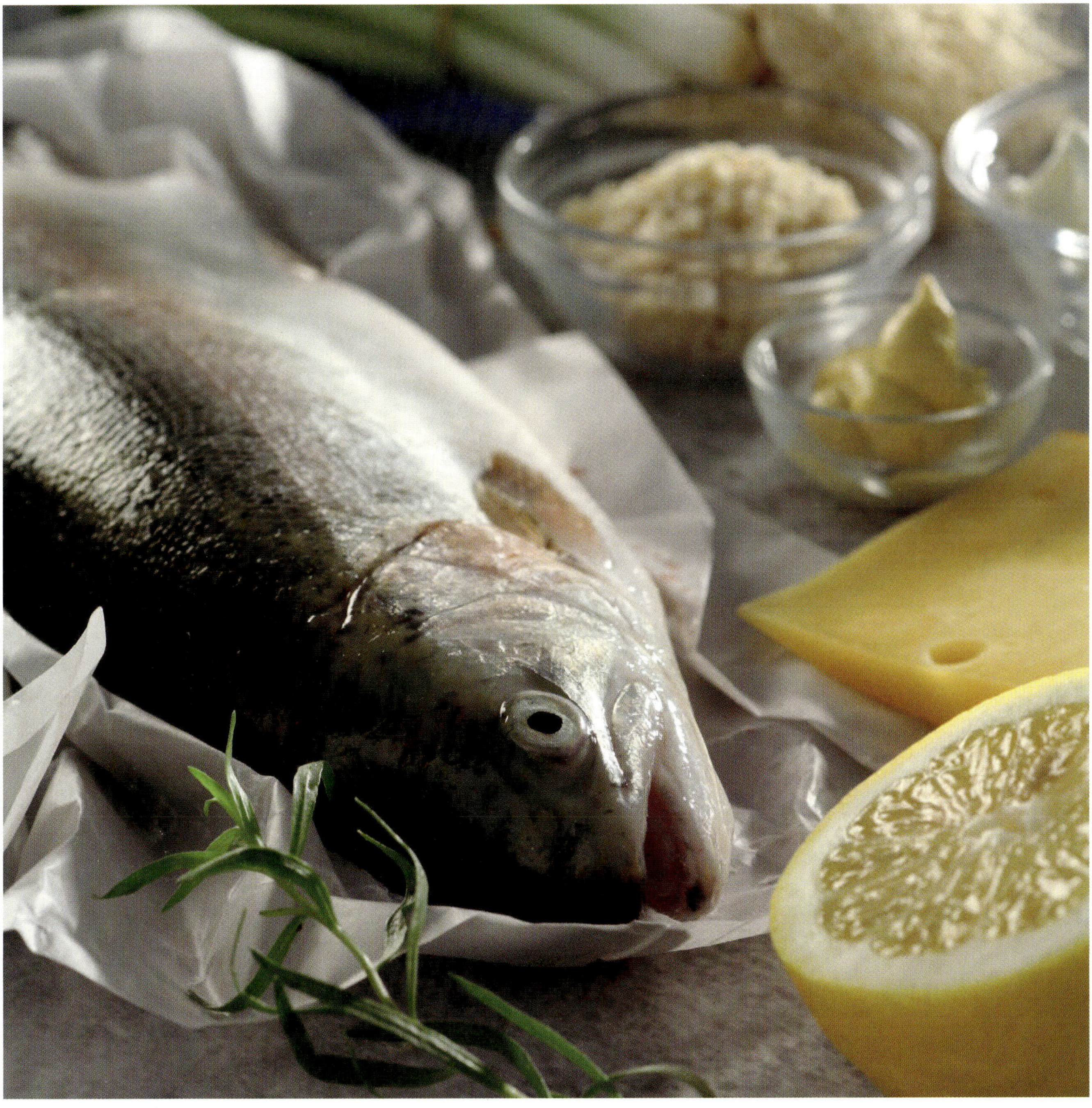

Rosmarin-Zitronen-Huhn aus dem Tontopf

Mit dem Tontopf zu kochen ist vitaminschonend und die Gerichte sind besonders leicht bekömmlich.

4 Portionen ·preisgünstig

1	Brathähnchen
5	Zweige Rosmarin
2	unbehandelte Zitronen
2	Fenchelknollen mit Grün
100 g	Räucherspeck (am Stück)
	Salz | Pfeffer, frisch gemahlen
	etwas Honig

- Das Hähnchen halbieren und kalt abspülen. Rosmarin abspülen und bis auf einen Zweig in Stücke schneiden. Die Haut vorsichtig vom Fleisch abheben und den Rosmarin unterschieben. Die Haut mehrmals mit einer Fleischgabel einstechen. Eine Zitrone auspressen und das Hähnchen im Saft marinieren. Ab und zu wenden.

- Einen großen Tontopf wässern. Den Fenchel putzen, das Grün hacken und beiseite legen. Die Fenchelknollen längs halbieren und klein schneiden. Die zweite Zitrone heiß abspülen und in Stücke schneiden. Den Speck in etwa ½ cm dicke Streifen schneiden.

- Fenchel, Zitronen und Speck in den Tontopf geben. Die Hähnchen aus dem Zitronensaft nehmen und rundum salzen und pfeffern. Die Marinade über das Gemüse träufeln und das Fleisch auf den Fenchel legen. Den Tontopf schließen und in den kalten Backofen stellen.

- Das Hähnchen bei 220 Grad (Umluft 180 Grad, Gas Stufe 3–4) 40 Min. garen. Anschließend den Deckel abnehmen und weitere 25 Min. braten. Das Fenchelgrün unter das Gemüse heben. Mit Salz, Pfeffer und Honig abschmecken. Das Hähnchen mit dem restlichen Rosmarin garniert servieren.

Beilage: Reis oder Kartoffeln

Nährwerte pro Portion:

440 kcal/1850 kJ, 32 g Eiweiß, 33 g Fett, 2 g Kohlenhydrate, 2 g Ballaststoffe

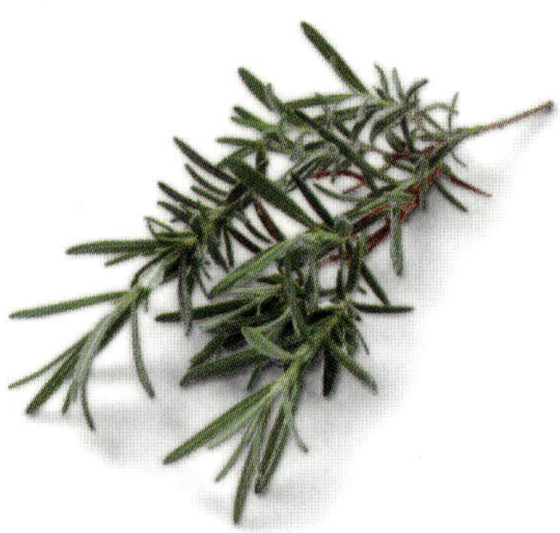

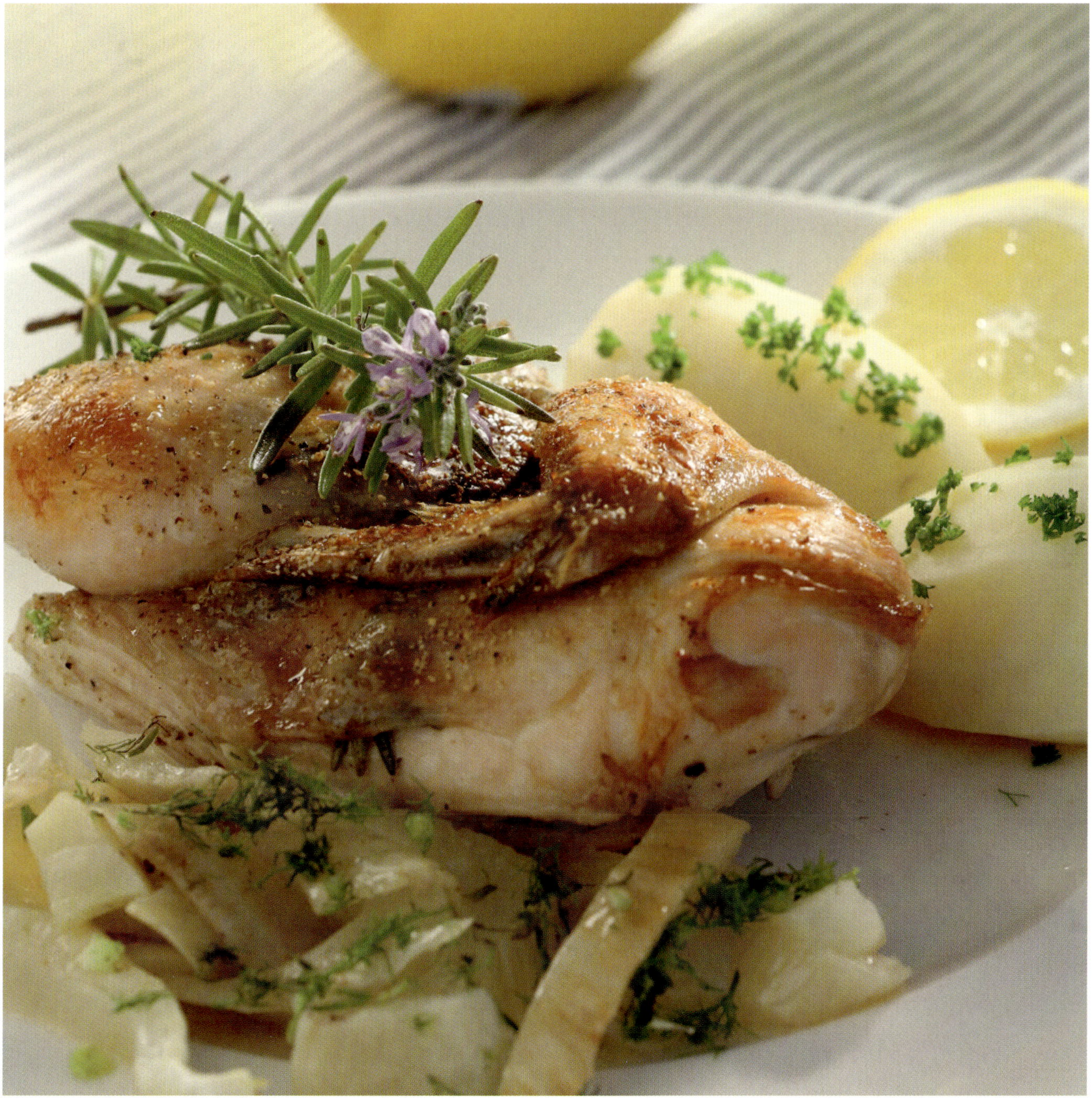

Gefüllte Putenbrust

Ein schönes Essen, wenn viele am Tisch sitzen. Unter der Käsehaube bleibt die Putenbrust herrlich saftig und schmeckt besonders aromatisch.

6–8 Portionen · braucht etwas mehr Zeit

2	Brötchen vom Vortag
1	Apfel
2	Karotten
1	kleine Lauchstange
4	dünne Scheiben Frühstücksspeck
1	Bund Petersilie
1	Bund Schnittlauch
3	Eier
	Salz | Pfeffer, frisch gemahlen
1,5 kg	Putenbrust
1/2 l	Fleischbrühe
150 g	Gouda, fein gerieben
2 EL	mittelscharfer Senf
1/8 l	Cidre
125 g	Sahne
2 EL	Mehl

- Die Brötchen in Wasser einweichen. Den Apfel schälen, vom Kerngehäuse befreien, die Karotten putzen und schälen. Apfel, Karotten und Speck fein würfeln. Den Lauch putzen, gründlich abspülen und in feine Ringe schneiden. Die Kräuter abspülen. Petersilie fein hacken, Schnittlauch in Röllchen schneiden.

- Die Brötchen gut ausdrücken. Mit Gemüse, Speck und der Hälfte der Kräuter, 1 Ei sowie etwas Salz und Pfeffer verkneten. Den Backofen auf 200 Grad (Umluft 180 Grad, Gas Stufe 3) vorheizen. In die Putenbrust waagerecht eine Tasche schneiden und das Fleisch innen und außen salzen und pfeffern. Die Masse hineinfüllen, die Öffnung mit Holzspießchen zustecken und kreuzweise mit Küchengarn zubinden.

- Das Fleisch in einen Bräter geben, die Hälfte der Brühe hinzugießen und im Ofen auf der mittleren Schiene 90 Min. braten. Nach und nach mit der restlichen Brühe übergießen. Käse, Senf, 2 Eigelbe und die restlichen Kräuter zu einer Paste verrühren und 15 Min. vor Ende der Garzeit das Fleisch damit bestreichen.

- Die fertige Putenbrust herausnehmen und warm stellen. Den Bratensaft in einen Topf füllen, Cidre und Sahne hinzugießen und aufkochen lassen. Das Mehl mit etwas kaltem Wasser anrühren und die Sauce damit binden. Mit Salz und Pfeffer abschmecken.

Beilage: Reis oder Kartoffeln und ein bunter Salat.

Nährwerte pro Portion:

490 kcal/2060 kJ, 52 g Eiweiß, 22 g Fett, 20 g Kohlenhydrate, 3 g Ballaststoffe

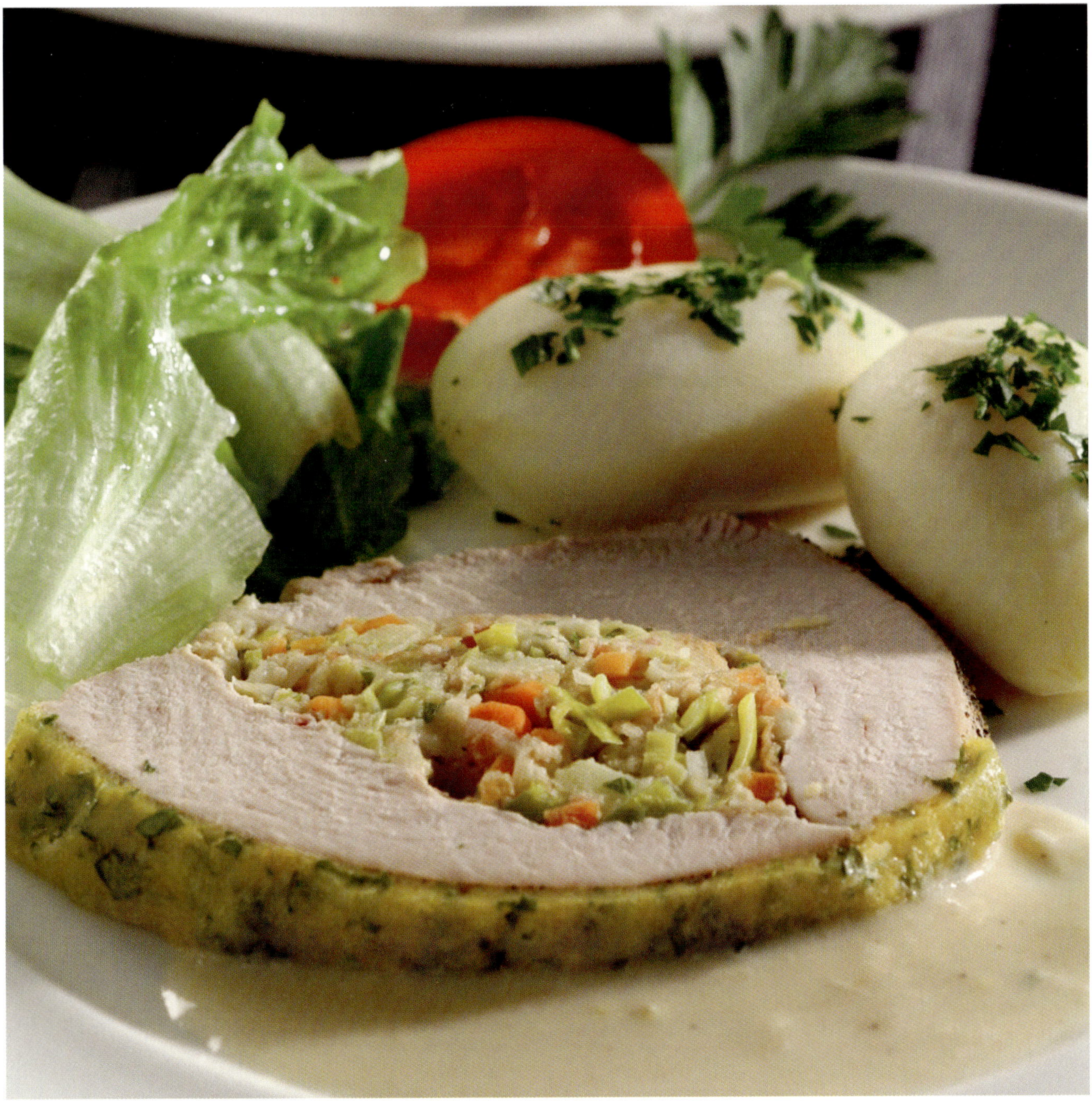

Putenrouladen mit Champignonfüllung und Zucchinigemüse

Gerollt und gut gefüllt ist dieses Gericht beliebt bei Jung und Alt.

2 Portionen · braucht etwas mehr Zeit

1	Zwiebel
1	Knoblauchzehe
80 g	kleine Champignons
3 EL	Olivenöl
2 EL	Kräuter (tiefgekühlt)
	Salz | Pfeffer, frisch gemahlen
2	Putenschnitzel (à 150 g)
1 EL	Senf
250 ml	Geflügelbrühe
300 g	Zucchini
200 g	gewürzte Pizzatomaten (Fertigprodukt)
5 EL	Weißwein
1 TL	italienische Kräuter
1 EL	Stärke
3 EL	Crème fraîche

- Zwiebel und Knoblauch abziehen und fein würfeln. Die Champignons mit einem feuchten Tuch abreiben und blättrig schneiden. Große Champignons halbieren. In etwa 1 Esslöffel Öl die Hälfte der Zwiebelwürfel glasig dünsten. Die Pilze hinzufügen. Mit den Kräutern, Salz und Pfeffer abschmecken. Die Masse abkühlen lassen.

- Putenschnitzel kalt abspülen, trocken tupfen und zwischen Klarsichtfolie flach klopfen. Die Putenschnitzel salzen, pfeffern, mit Senf bestreichen und die Pilze auf ihnen verteilen. An den Längsseiten einschlagen und von der kürzeren Seite fest aufrollen. Mit Zahnstochern oder Rouladennadeln feststecken.

- Die Roulade von allen Seiten in 1 Esslöffel Öl goldgelb braten. Mit der Brühe ablöschen und zugedeckt 30 Min. kochen lassen. Die Zucchini abspülen, putzen, längs vierteln und in Stückchen schneiden. Im restlichen Olivenöl die Zwiebelwürfel und die Zucchini kurz dünsten. Mit den Tomaten und dem Wein ablöschen und die Gewürzmischung unterrühren.

- Etwa 10 Min. leicht köcheln lassen. Die Putenrouladen herausnehmen und warm halten. Die Stärke mit der Crème fraîche verrühren. In den kochenden Bratenfond gießen und die Sauce damit binden. Mit Salz und Pfeffer abschmecken.

Beilage: Vollkornreis.

Nährwerte pro Portion:

590 kcal/2480 kJ, 35 g Eiweiß, 42 g Fett, 12 g Kohlenhydrate, 4 g Ballaststoffe

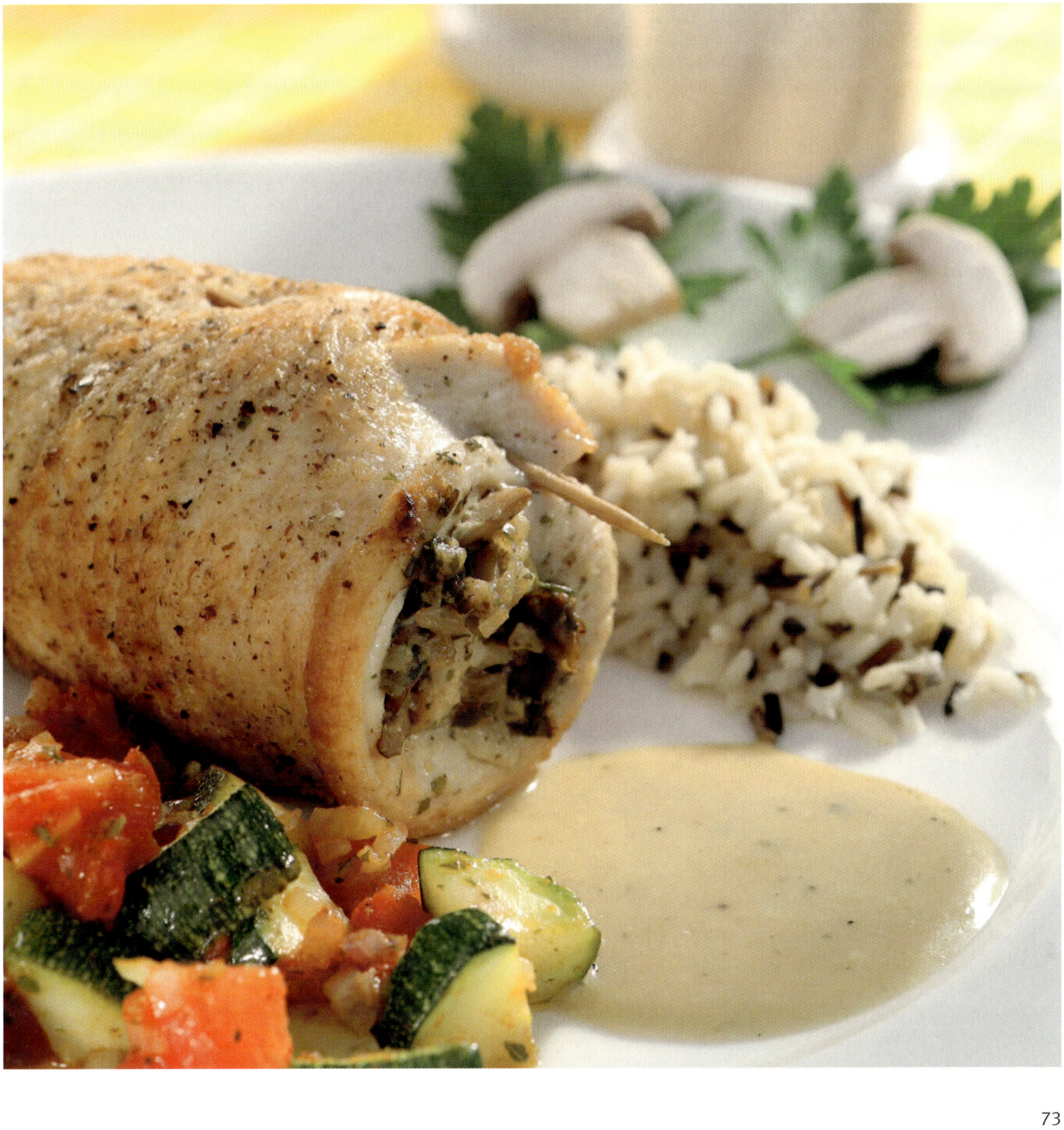

Hähnchentopf mit Tomaten-Bohnen-Gemüse

Dieses leichte, sommerliche Gericht kann locker einen verregneten Sommertag retten.

4 Portionen · braucht etwas mehr Zeit

1	küchenfertiges Hähnchen (1 kg)
2	Zwiebeln
1	Knoblauchzehe
6–8	Tomaten
500 g	grüne Bohnen
2 EL	Olivenöl
1	Bund Majoran
2	Lorbeerblätter
	Salz | Pfeffer, frisch gemahlen
1/4 l	trockener Weißwein

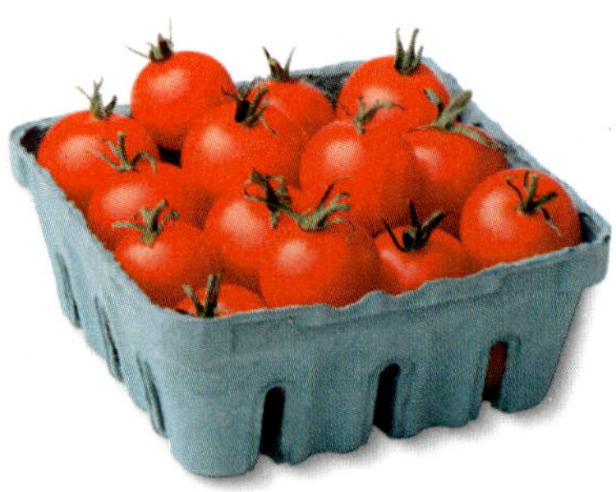

- Das Hähnchen abspülen, trocken tupfen und in 8 Stücke teilen. Zwiebeln und Knoblauch abziehen und fein hacken. Die Tomaten über Kreuz einritzen, kurz überbrühen und enthäuten. Die Tomaten vierteln, entkernen und grob zerkleinern.

- Die Bohnen abspülen, putzen und in mundgerechte Stücke schneiden. 5 Min. in leicht gesalzenem Wasser blanchieren. Die Hähnchenstücke im heißen Öl von allen Seiten goldbraun anbraten. Das Fleisch aus dem Topf nehmen und beiseite stellen. Die Zwiebeln und den Knoblauch hinzufügen.

- Majoran abspülen und trocken schütteln. Etwa 2 Esslöffel Majoranblättchen abzupfen und beiseite stellen. Restlichen Majoran mit den Tomaten- und Paprikawürfeln und den Lorbeerblättern in den Topf geben.

- Die Hähnchenstücke hinzufügen, salzen, pfeffern und mit Weißwein aufgießen. Zugedeckt etwa 40 Min. bei kleiner Hitze köcheln lassen. Die Sauce mit Salz und Pfeffer abschmecken und das Gericht mit Majoran bestreut servieren.

Beilage: Reis oder Brot.

Tipp

Um sich Zeit beim Kochen zu ersparen, können Sie auch tiefgekühlte grüne Bohnen verwenden. Diese müssen nicht mehr blanchiert werden.

Nährwerte pro Portion:

440 kcal/1850 kJ, 50 g Eiweiß, 18 g Fett, 9 g Kohlenhydrate, 5 g Ballaststoffe

Hähnchenkeulen mit Fenchel-Tomaten-Gemüse

Hähnchenkeulen – von manch einem liebevoll Beulen genannt – sind zusammen mit Fenchel und Tomate ein Gericht für Feinschmecker.

- Die Tomaten über Kreuz einritzen, kurz überbrühen und enthäuten. Tomaten halbieren und entkernen. Das Fruchtfleisch in Würfel schneiden. Den Fenchel putzen, abspülen und in Scheiben schneiden. Den Knoblauch abziehen und fein hacken.

- Die Hähnchenschenkel kalt abspülen, trocken tupfen und mit Salz, Paprikapulver und Rosmarin einreiben. Die Hähnchenschenkel in heißem Olivenöl anbraten. Herausnehmen und beiseite legen. Den Backofen auf 170 Grad (Umluft 150 Grad, Gas Stufe 2) vorheizen.

- Fenchel und Knoblauch in der Pfanne anbraten und dann in eine feuerfeste Form geben. Die Tomatenwürfel hinzufügen und die Brühe angießen. Die Hähnchenschenkel obenauf legen. Im heißen Backofen etwa 30 Min. braten. Die Sahne unter das Gemüse rühren und mit Curry, Salz und Cayennepfeffer kräftig abschmecken.

Beilage: Reis.

Tipp

Rosmarin ist nicht nur ein Küchengewürz, sondern auch ein Heilkraut, das bei Magenbeschwerden wirksam hilft. Rosmarin regt die Gallen- und Magensaftproduktion an, daher sollten Sie es insbesondere bei der Verwendung von fetthaltigen Speisen einsetzen.

Nährwerte pro Portion:

440 kcal/1850 kJ, 34 g Eiweiß, 29 g Fett, 12 g Kohlenhydrate, 8 g Ballaststoffe

2 Portionen · gut vorzubereiten

400 g	reife Tomaten
300 g	Fenchel
2	Hähnchenschenkel
	Salz
1 TL	Paprikapulver, edelsüß
1 TL	Rosmarin, getrocknet
2 EL	Olivenöl
1	Knoblauchzehe
200 ml	Gemüsebrühe
2 EL	Sahne
1 TL	Currypulver
1 Msp.	Cayennepfeffer

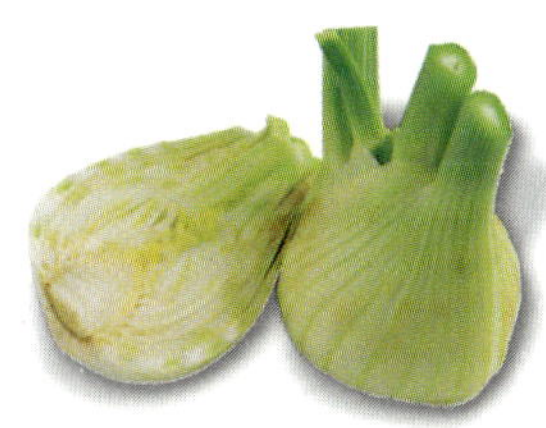

Ente aus dem Wok

Schmeckt immer! Ente aus dem Wok ist kinderleicht zubereitet und eine willkommene Abwechslung am Esstisch.

3 Portionen · gelingt leicht

- 2 Entenbrüste (à 250 g)
- 4 Karotten
- 1 Bund Frühlingszwiebeln
- 250 g Austernpilze
- 2 TL Currypulver
- 4 EL Sojasauce
- 1 TL Sambal Manis
- Salz

- Die Entenbrust kalt abspülen und trocken tupfen, in feine Streifen schneiden. Die Haut vom Fleisch entfernen und in feine Streifen schneiden. Karotten und Frühlingszwiebeln abspülen und putzen. Karotten fein würfeln, die Zwiebeln schräg in 2 cm lange Stücke schneiden. Die Austernpilze in mundgerechte Streifen schneiden.

- Einen Wok erhitzen, die Entenhaut darin auslassen und herausnehmen. In dem Fett das Entenfleisch in zwei bis drei Portionen nacheinander anbraten und mit Curry würzen. Danach die Karotten unter Rühren anbraten. Die Austernpilze hinzugeben.

- Die Frühlingszwiebeln zusammen mit dem Entenfleisch unterrühren und so lange rühren, bis das Fleisch warm ist. Mit Sojasauce und Sambal Manis würzen. Eventuell salzen. Zum Schluss die krosse Entenhaut unter das Gericht rühren.

Beilage: Basmatireis.

Nährwerte pro Portion:

350 kcal/1460 kJ, 48 g Eiweiß, 13 g Fett, 9 g Kohlenhydrate, 7 g Ballaststoffe

MEHR WISSEN

Kleine Warenkunde: Sambal Manis

Sambal Manis ist die süße Schwester des Sambal Oelèk. Bei beiden handelt es sich um eine Chilipaste, deren Heimat im asiatischen Raum liegt. Sambal Manis ist die mildere und süßere Paste. Diese sollten Menschen mit übersäuertem Magen anstelle der scharfen Chilipaste, Sambal Oelèk, bevorzugen.

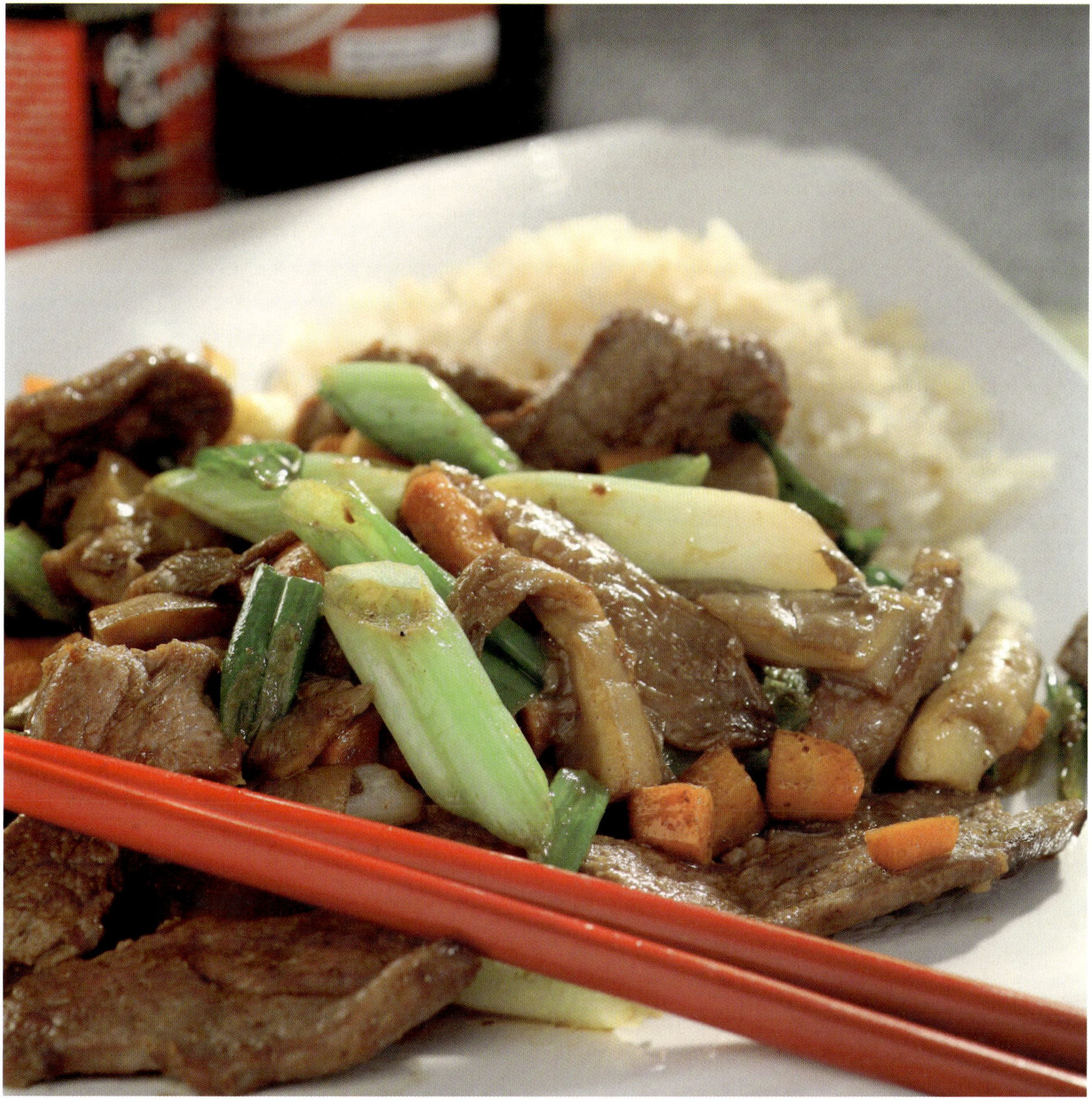

Zucchini-Puten-Spieße

Da freuen sich besonders Kinder, wenn auf ihren Spießen so etwas Leckeres steckt.

2 Portionen · gelingt leicht

1	Putenschnitzel (à 150 g)
1	kleine Zucchini
8	Kirschtomaten
1	Knoblauchzehe
2 EL	Olivenöl
	Salz | Pfeffer, frisch gemahlen
1 EL	italienische Kräuter

- Das Fleisch kalt abspülen und in Würfel schneiden. Zucchini abspülen, putzen und in 2 cm dicke Scheiben schneiden. Tomaten abspülen. Den Knoblauch abziehen und fein hacken. Abwechselnd Fleisch, Zucchini und Tomaten auf Spieße stecken.
- Aus Öl, Knoblauch, Salz, Pfeffer und den Kräutern eine Marinade herstellen. Die Spieße mit der Marinade bepinseln und eine halbe Stunde ziehen lassen. Eine beschichtete Pfanne mit Öl einpinseln und die Spieße etwa 8 bis 12 Min. von allen Seiten anbraten.

Nährwerte pro Portion:

200 kcal/840 kJ, 20 g Eiweiß, 11 g Fett, 4 g Kohlenhydrate, 1 g Ballaststoffe

Hähnchengeschnetzeltes mit Sesam und Honig

Köstlich und perfekt für den Gaumen, der sich gerne überraschen lässt.

2 Portionen · geht schnell

1	große Hähnchenbrust
1	Knoblauchzehe
2	Frühlingszwiebeln
250 g	Karotten
1/2	Chilischote
1 EL	Olivenöl
1 EL	Sesam
2 EL	Waldhonig
2 EL	Apfelessig
	Salz | Pfeffer, frisch gemahlen

- Das Fleisch abspülen, trocken tupfen und in Streifen schneiden. Salzen und pfeffern. Knoblauch abziehen und fein hacken. Die Frühlingszwiebeln putzen und schräg in 2 cm lange Streifen schneiden. Die Karotten abspülen, putzen und fein würfeln. Die Chilischote entkernen und fein hacken. Das Fleisch im heißen Öl anbraten und warm stellen.
- Frühlingszwiebeln, Karotten- und Chiliwürfel mit dem Sesam im Olivenöl anbraten. Knoblauch und wenig später den Honig hinzugeben. So lange braten, bis der Honig karamellisiert. Mit Essig ablöschen und das Fleisch unterrühren und alles zusammen gut durchschwenken.

Nährwerte pro Portion:

220 kcal/920 kJ, 26 g Eiweiß, 8 g Fett, 11 g Kohlenhydrate, 4 g Ballaststoffe

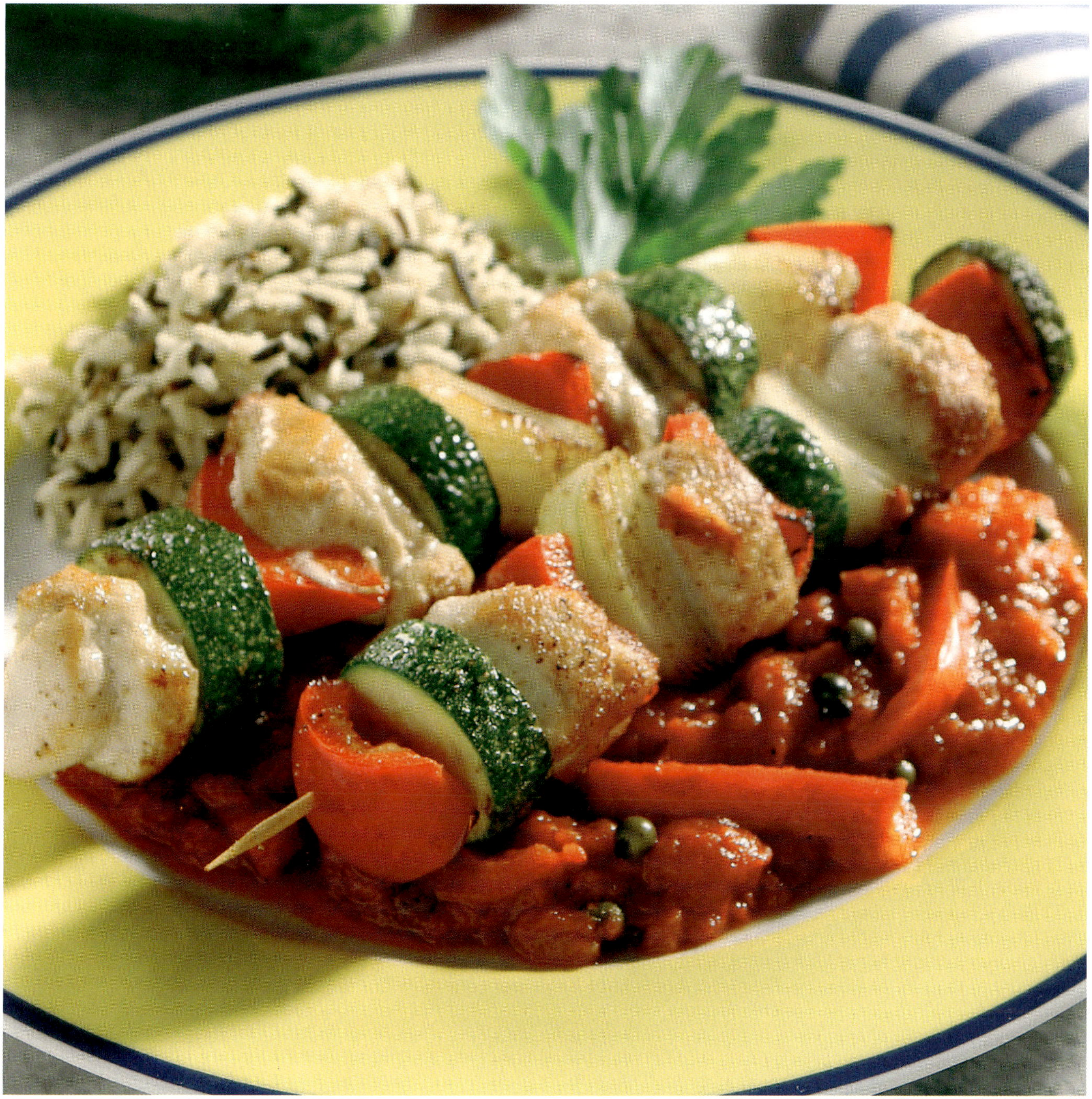

▲ Zucchini-Puten-Spieße

Toskanische Lammkeule

Lammkeule zubereiten ist nicht schwieriger als Rinderbraten. Dieses Rezept überzeugt die ganze Familie.

6–8 Portionen · braucht etwas mehr Zeit

1	Lammkeule mit Knochen (1 ½ kg)
	Salz | Pfeffer, frisch gemahlen
20	Zehen junger Knoblauch
2	Karotten
4	Tomaten
2 EL	Olivenöl
4	Zweige Rosmarin
¼ l	trockener Weißwein
4 EL	Crème fraîche

- Den Backofen auf 220 Grad (Umluft 200 Grad, Gas Stufe 4) vorheizen. Die Lammkeule kalt abspülen, trocken tupfen und von Fettstücken befreien. Salzen und pfeffern. Die Knoblauchzehen abziehen und etwa 3 Min. im kochenden Wasser blanchieren und abschrecken. Die Karotten abspülen, putzen und in feine Würfel schneiden.

- Die Tomaten über Kreuz einritzen, kurz überbrühen und enthäuten. Die Tomaten entkernen und in kleine Würfel schneiden. Die Keule von allen Seiten im heißen Olivenöl anbraten. Rosmarin zusammen mit dem Weißwein, den Knoblauchzehen, Karotten und Tomaten zum Fleisch geben.

- Die Lammkeule zugedeckt auf der unteren Schiene in den Ofen schieben und etwa 45 Min. garen. Nach der Hälfte der Garzeit die Keule wenden. Nach Ende der Garzeit das Fleisch im Ofen etwa 5 Min. ruhen lassen, danach warm halten.

- Rosmarin aus der Sauce entfernen. Den Bratenfond durch ein Sieb streichen und eventuell einkochen lassen. Die Sauce mit Crème fraîche, mit etwas Salz und Pfeffer abschmecken. Die Lammkeule zum Servieren aufschneiden und mit der Knoblauchsauce servieren.

Nährwerte pro Portion:

660 kcal/2800 kJ, 72 g Eiweiß, 40 g Fett, 1 g Kohlenhydrate, 0 g Ballaststoffe

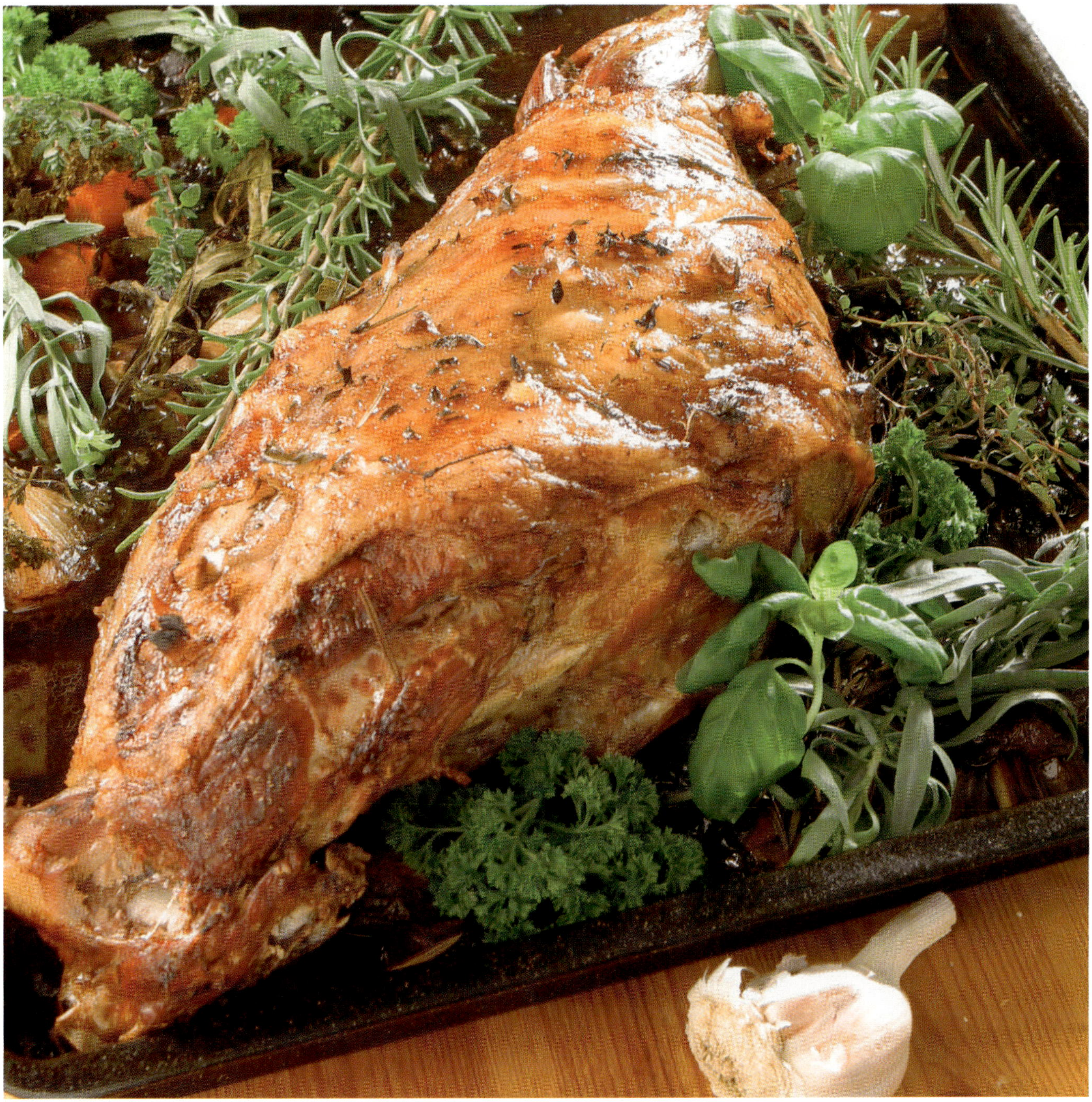

Hirschgulasch

Weidmannsheil! Das Gulasch schmeckt nicht nur dem Mann im grünen Rock.

4 Portionen · gelingt leicht

200 g	Karotten
200 g	Pastinaken
100 g	Waldpilze
2	Zwiebeln
1 TL	Wacholderbeeren
600 g	Hirschgulasch
2 EL	Butterschmalz
	Salz | Pfeffer, frisch gemahlen
400 ml	Wildfond oder Fleischbrühe
2 EL	Mehl
80 g	Sahne
1–2 EL	schwarzes Johannisbeergelee

- Die Karotten und Pastinaken abspülen, putzen und würfeln. Pilze mit einem feuchten Tuch abreiben und in Stücke schneiden. Die Zwiebeln abziehen und fein hacken. Die Wacholderbeeren im Mörser zerstoßen. Das Fleisch im heißen Butterschmalz anbraten, mit Salz und Pfeffer würzen. Die Zwiebeln hinzufügen und glasig dünsten.

- Mit dem Wildfond ablöschen und die Karotten, Pastinaken und Wacholderbeeren hinzufügen. 15 bis 20 Min. köcheln lassen. Die Pilze hinzufügen und weitere 10 Min. kochen lassen. Das Mehl mit der Sahne verrühren und zum Wildgulasch geben. 1 Min. köcheln, mit Salz, Pfeffer und dem Johannisbeergelee abschmecken.

Beilage: Spätzle oder Kartoffelknödel.

Nährwerte pro Portion:

330 kcal/1390 kJ, 34 g Eiweiß, 16 g Fett, 13 g Kohlenhydrate, 5,0 g Ballaststoffe

MEHR WISSEN

Kleine Warenkunde: Pastinaken

Sie hatten sich rar in unseren Töpfen gemacht, doch nun feiern Pastinaken ein kulinarisches Comeback. Die weißen bis gelblichbraunen Rüben, die im Geschmack an eine Kreuzung aus Karotte und Sellerie erinnern, sind ausgesprochen vielseitig und gesund. Sie eignen sich bestens als Gemüse, Salat, würzige Rohkost oder herzhafter Eintopf. Die auch „weiße Karotten“ oder Hammelmöhren genannten Rüben enthalten reichlich Vitamine und Mineralstoffe und sind ein ausgesprochen kalorienarmer Genuss. Pastinaken bekommt man auf den Wochenmärkten ab Oktober während des ganzen Winters. Achten Sie beim Einkauf auf straffe Haut und feste Wurzeln.

Asiatischer Rollbraten

Gut gewürzt ist der Braten leichter verdaulich: Insbesondere scharfe Gewürze regen die Verdauung an.

- Chilischoten längs aufschneiden, entkernen und in Streifen schneiden. Ingwer schälen und reiben. Chilischoten, Ingwer, Sojasauce, Honig und Orangensaft verrühren. Fleisch kalt abspülen, trocken tupfen, rundum mit der Marinade bestreichen und in einem Gefrierbeutel über Nacht kalt stellen.

- Den Backofen auf 175 Grad (Umluft 150 Grad, Gas Stufe 3) heizen. Schalotten abziehen, vierteln oder achteln. Das Fleisch trocken tupfen, die Marinade auffangen. Fleisch rundum im heißen Öl anbraten. Die Schalotten zufügen und 2 Min. mitbraten.

- Den Braten im Ofen etwa 1 Stunde schmoren. Brühe nach und nach darübergießen. Ofen auf 225 Grad (Umluft 200, Gas Stufe 4) schalten. Das Fleisch mit der restlichen Marinade bestreichen und weitere 15 Min. braten. Herausnehmen und warm halten. Den Bratfond mit der angerührten Speisestärke binden, salzen, pfeffern.

Beilage: Reis oder Glasnudeln.

Tipp

Bei offenen Wunden in Rachen, Speiseröhre und Magen-Darm-Trakt sollten Sie auf Chili besser verzichten. Selbst kleinste Wunden, die mit Chili in Berührung kommen, können dann höllisch scharf brennen.
Übrigens: Tragen Sie beim Putzen und Hacken von Chili am besten Handschuhe oder waschen Sie sich nach dem Kochen gründlich die Hände.

Nährwerte pro Portion:

510 kcal/2140 kJ, 50 g Eiweiß, 32 g Fett, 5 g Kohlenhydrate, 0 g Ballaststoffe

8 Portionen · braucht etwas mehr Zeit

2	rote Chilischoten
1 cm	Ingwer
3 EL	Sojasauce
1 EL	Honig
2 EL	Orangensaft
1,5 kg	Schweinerollbraten (aus der Keule)
4	Schalotten
3 EL	Rapsöl
600 ml	Fleischbrühe
1 EL	Speisestärke
	Salz | Pfeffer, frisch gemahlen

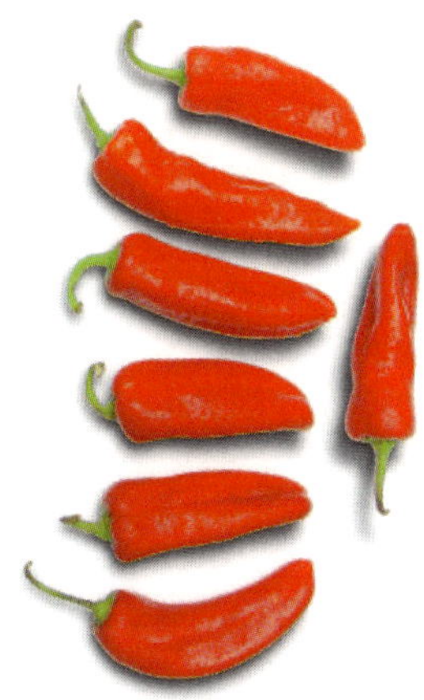

Rippchen in Walnusssauce

Ein leckeres Gericht für den Herbst, bei dem Nussfans auf ihre Kosten kommen.

6 Portionen · preisgünstig

1,2 kg	Schweinerippchen
	Salz | Pfeffer, frisch gemahlen
100 g	Walnusskerne
4	Knoblauchzehen
2 EL	Olivenöl
1 EL	Mehl
2 EL	Kräuter der Provence
100 ml	trockener Weißwein
100 ml	Rinderbrühe
1/2 TL	Zucker

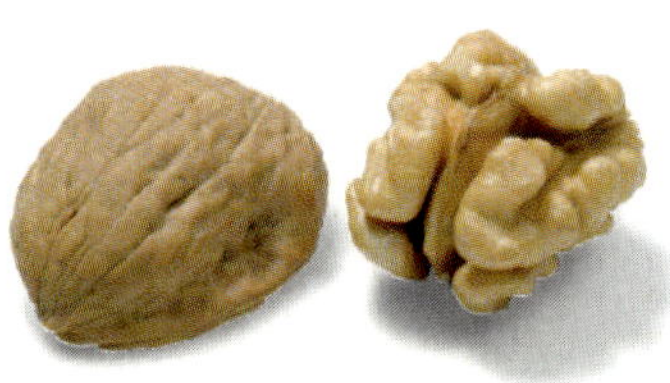

- Rippchen kalt abspülen, trocken tupfen und mit einem scharfen Messer auseinander schneiden. Von beiden Seiten salzen und pfeffern. Die Walnüsse mit kochend heißem Wasser überbrühen und mithilfe eines Küchentuchs enthäuten. In einem Mörser grob zerstoßen oder mit einem Messer hacken. Den Knoblauch abziehen und in feine Scheiben schneiden.

- Die Rippchen in heißem Olivenöl bei mittlerer Hitze von beiden Seiten anbraten. Die Walnüsse und den Knoblauch hinzugeben. Das Mehl mit den Kräutern vermischen, über die Rippchen stäuben und gut umrühren. Mit dem Weißwein und der Brühe ablöschen. Leicht salzen und pfeffern und nochmals umrühren.

- Die Rippchen zugedeckt bei mittlerer Hitze etwa 30 Min. köcheln lassen. Dabei das Fleisch ab und zu in der Sauce wenden, damit es saftig bleibt. Vor dem Servieren die Sauce mit Zucker, Salz und Pfeffer sowie Kräutern der Provence abschmecken.

Tipp

Wichtig ist, dass Sie die Walnüsse enthäuten, sonst ist die Sauce zu bitter und auch nicht so gut verträglich.

Nährwerte pro Portion:

460 kcal/1680 kJ, 30 g Eiweiß, 29 g Fett, 4 g Kohlenhydrate, 1 g Ballaststoffe

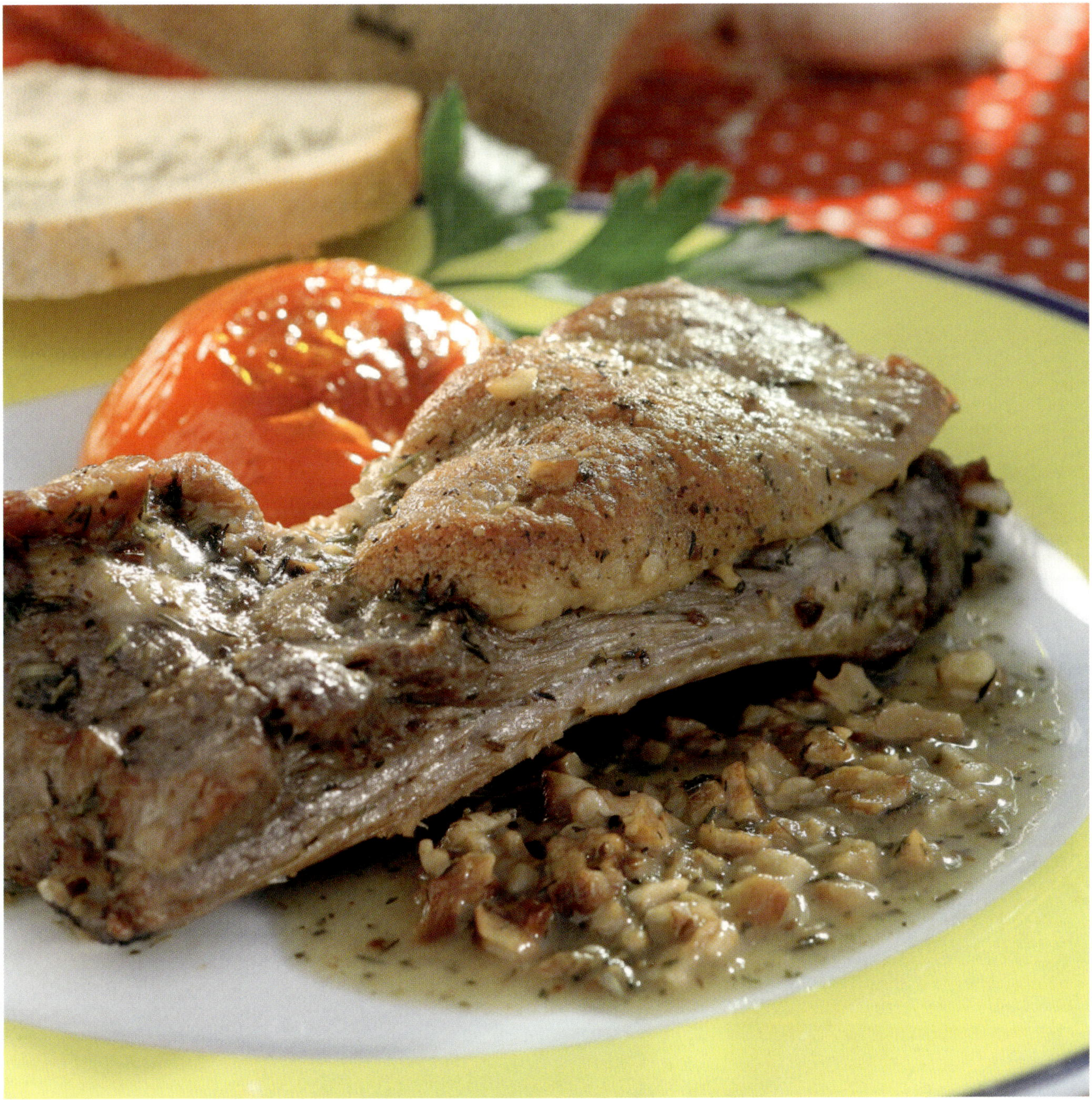

Saltimbocca mit Spaghetti in Olivenbutter

Buongiorno! Saltimbocca heißt wörtlich übersetzt „spring in den Mund!"

2 Portionen · geht schnell

4	kleine Kalbschnitzel (à 50 g)
	Salz | Pfeffer, frisch gemahlen
10	Blätter Salbei
2	Scheiben Parmaschinken
1 TL	Mehl
1 EL	Olivenöl
180 g	Spaghetti
50 g	schwarze Oliven
30 g	getrocknete Tomaten (in Öl)
10 g	Butter

- Die Schnitzel kalt abspülen, trocken tupfen, salzen und pfeffern, mit je einem Salbeiblatt belegen und jeweils ½ Scheibe Parmaschinken mit einem Zahnstocher feststecken. Außen mit etwas Mehl bestäuben und von beiden Seiten kurz in Olivenöl anbraten. Herausnehmen und im Ofen bei 100 Grad zugedeckt warm halten.

- Die Spaghetti in reichlich Salzwasser al dente kochen. Oliven, Tomaten und restlichen Salbei in feine Streifen schneiden. Alles zusammen mit der Butter anbraten. Die abgetropften Spaghetti untermischen und mit Salz und Pfeffer abschmecken. Zusammen mit den Saltimbocca anrichten.

Nährwerte pro Portion:

670 kcal/2800 kJ, 34 g Eiweiß, 29 g Fett, 68 g Kohlenhydrate, 6 g Ballaststoffe

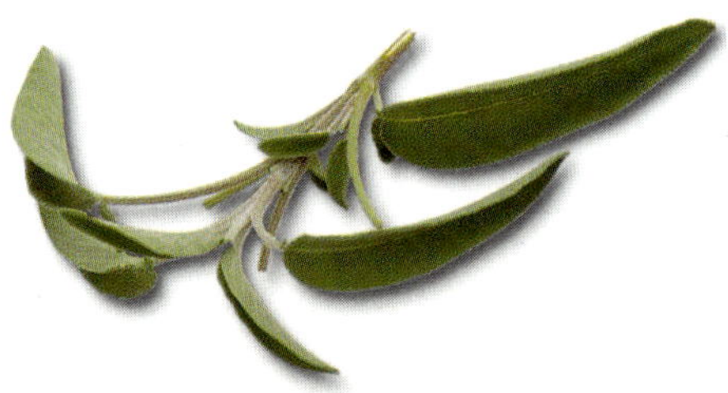

MEHR WISSEN

Gesundheitstipp: Salbei

Salbei ist sagenumwoben und galt lange als Wundermittel. Erst im Mittelalter schaffte es das Kraut in die Küche. Salbei wirkt entzündungshemmend, schmerzstillend und schweißhemmend. Letzteres macht Salbeitee an heißen Tagen zu einem angenehmen Begleiter mit nützlicher Nebenwirkung. Auch gegen Zahnfleischentzündungen und für die hygienische Mundspülung ist er bestens geeignet – aufgrund seiner entzündungshemmenden Wirkung. Er wirkt beruhigend auf den Magen und kann leichte grippale Infekte im Keim ersticken.

Hackbällchen mit Mangosauce

Hackbällchen mal ganz anders. Lassen Sie sich durch Curry und Mango zu einer kulinarischen Reise nach Indien einladen.

- Die Mango längs halbieren, den Kern herausschneiden und die Mango schälen. Das Fruchtfleisch in kleine Würfel schneiden. Die Zwiebel abziehen, fein würfeln und in der Butter glasig dünsten.

- Die Mangowürfel dazugeben, mit 1 Teelöffel Curry bestäuben und unter Rühren andünsten. Mit der Brühe ablöschen. Wein und Zitronensaft hinzugeben und etwas einkochen lassen. Anschließend durch ein Sieb streichen und die saure Sahne unterziehen. Mit Salz und Zucker abschmecken.

- Die Karotten schälen und in feine Stifte hobeln. Die Lauchzwiebeln putzen und in 3 cm lange Stücke schneiden. Die Keimlinge abspülen. Die Rosinen heiß überbrühen. Das Hackfleisch mit den Rosinen, den Mandelblättchen, 1 Esslöffel Curry, Sambal Oelèk und dem Ei gut verkneten. Salzen und zu kleinen Bällchen formen.

- Die Bällchen in heißem Öl anbraten und dann bei milder Hitze garen. Frühlingszwiebeln, Karotten und Keimlinge hinzufügen und leicht salzen. Während des Bratens die Pfanne immer wieder schwenken, damit das Gemüse von allen Seiten leicht anbrät. Die Hackbällchen mit dem Gemüse und der Sauce servieren.

Beilage: Reis.

Nährwerte pro Portion:

480 kcal/2010 kJ, 29 g Eiweiß, 29 g Fett, 23 g Kohlenhydrate, 9 g Ballaststoffe

3 Portionen · braucht etwas mehr Zeit

1	Mango
1	Zwiebel
10 g	Butter
3 TL	Currypulver
150 ml	Gemüsebrühe
50 ml	trockener Weißwein
1 TL	Zitronensaft
2 EL	saure Sahne
	Salz | Pfeffer, frisch gemahlen
1 TL	Zucker
2	Karotten
½	Bund Lauchzwiebeln
250 g	Mungobohnenkeimlinge
30 g	Rosinen
300 g	Rinderhackfleisch
3 EL	Mandelblättchen
1 Msp.	Sambal Oelèk
1	Ei
1 EL	Rapsöl
	einige Zitronenscheiben

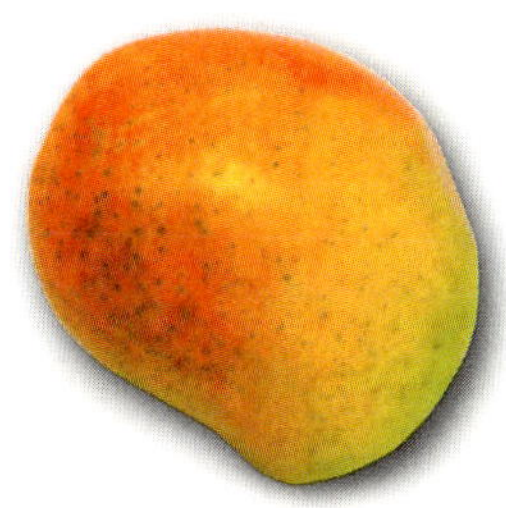

Kalbskotelett in Portweinsauce

Köstlich! Wenn plötzlich Gäste vor der Tür stehen, lassen sich die Koteletts in Windeseile zubereiten.

2 Portionen · geht schnell

2	Kalbskoteletts (à 150 g)
	Salz | Pfeffer, frisch gemahlen
1 EL	Olivenöl
1/2	Schalotte
4–6	Salbeiblätter
50 ml	Portwein
1/8 l	Kalbsfond (aus dem Glas)

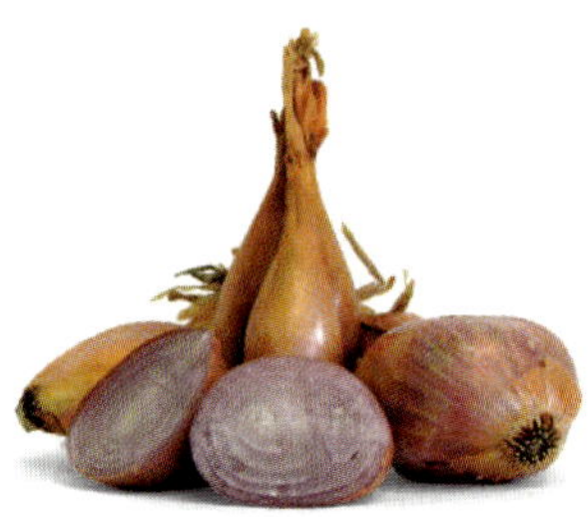

- Die Koteletts kalt abspülen, trocken tupfen und flach klopfen. Salzen und pfeffern. Das Öl erhitzen und die Koteletts unter mehrmaligem Wenden in 6 bis 8 Min. goldbraun braten. Dann auf ein Abtropfgitter geben und warm halten.

- Die Schalotte abziehen, fein hacken und zusammen mit dem Salbei in den Bratenfond geben. Andünsten und anschließend esslöffelweise mit dem Portwein ablöschen. Mit dem Kalbsfond auffüllen und mindestens auf die Hälfte einkochen lassen. Abschließend mit Salz und Pfeffer abschmecken. Die Koteletts zusammen mit der Sauce servieren.

Beilage: Baguette oder Fladenbrot.

Tipp

Anstelle von Kalbskoteletts können sie auch Schweinefleisch verwenden.

Nährwerte pro Portion:

250 kcal/1040 kJ, 30 g Eiweiß, 10 g Fett, 3 g Kohlenhydrate, 0 g Ballaststoffe

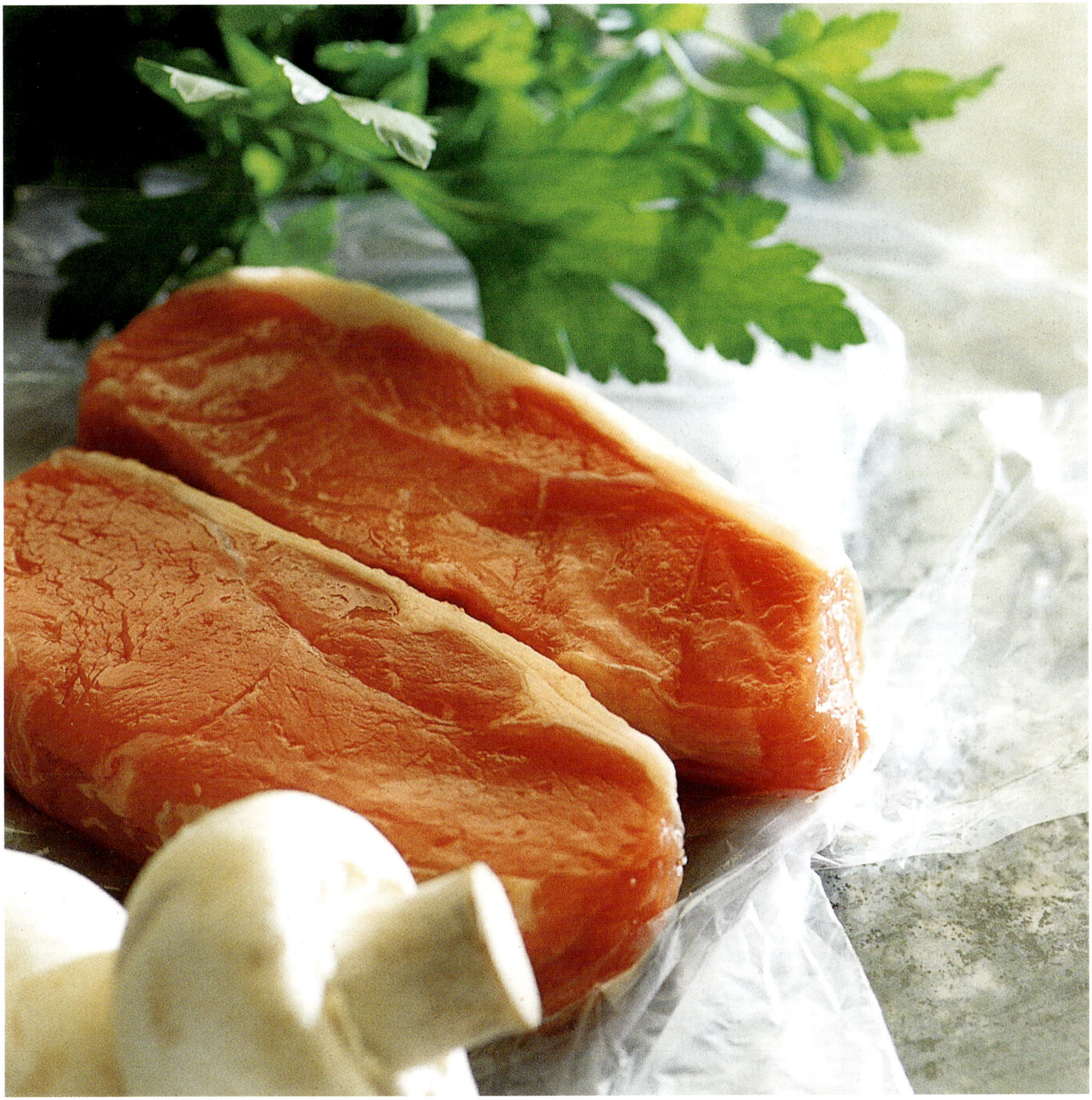

Spargel mit Käsekruste

Servieren Sie den König des Gemüses am besten im Frühsommer.

3 Portionen · gelingt leicht

500 g	weißer Spargel
500 g	grüner Spargel
40 g	Butter
150 ml	trockener Weißwein
1 Msp.	Muskatnuss, frisch gerieben
1 Pr.	Zucker
	Salz | Pfeffer, frisch gemahlen
150 g	Crème fraîche
40 g	mittelalter Gouda, gerieben

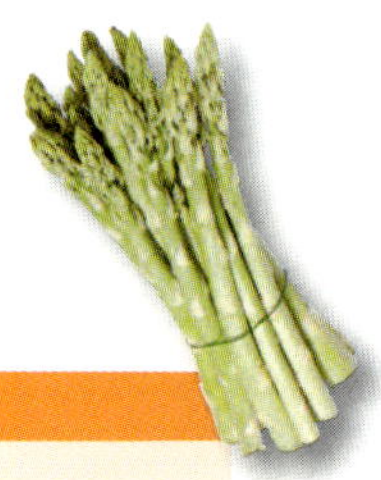

- Die weißen Spargelstangen von den Spitzen her nach unten dünn schälen. Die grünen Spargelstangen nur am unteren Drittel schälen. Die holzigen Enden abschneiden und den Spargel abspülen.
- Die Butter in einem länglichen Topf zerlassen. Die Spargelstangen hineinlegen, den Weißwein angießen und alles mit Muskat, Zucker, Salz und Pfeffer würzen. Spargel zugedeckt bei schwacher Hitze etwa 15 Min. garen. Den Backofen auf 225 Grad (Umluft 200 Grad, Gas Stufe 4) vorheizen.
- Spargel gründlich abtropfen lassen, die Garflüssigkeit auffangen. Die Spargelstangen in eine Auflaufform legen. Den Sud mit Crème fraîche verrühren und über die Spargel gießen. Den Käse darüberstreuen. Im Backofen auf der mittleren Schiene etwa 10 Min. überbacken, bis der Käse eine goldgelbe Kruste bildet.

Beilage: neue Kartoffeln.

Tipp

Sehr gut schmeckt auch grüner Spargel in einer Quarkhülle. Dazu 175 g Magerquark mit 1 Ei, 100 g mittelaltem, fein geriebenem Gouda und 100 g Crème fraîche verrühren und mit Salz sowie Pfeffer abschmecken. Die Masse über den etwa 10 Min. vorgegarten Spargel gießen und diesen etwa 20 Min. überbacken.

Nährwerte pro Portion:

620 kcal/2600 kJ, 16 g Eiweiß, 50 g Fett, 12 g Kohlenhydrate, 7 g Ballaststoffe

MEHR WISSEN

Kleine Warenkunde: Spargel

Spargel schätzten schon die Ägypter so sehr, dass sie ihn ihren Toten als Wegzehrung mit ins Grab legten. Und auch heute noch gilt er als König der Gemüse. Angeboten werden drei Sorten: Weißer Spargel wird gestochen, bevor er die Erde durchbricht, beim violettfarbenen Spargel schauen die Köpfe heraus, wenn er gestochen wird. Grüner Spargel wächst auf flachen Beeten über der Erde und wird direkt über dem Boden abgeschnitten.

Gefüllter Blumenkohl

Blumenkohl mit der würzigen Tomatensauce verleiht dem Gericht einen mediterranen Touch.

- Den Blumenkohl putzen und am Strunk über Kreuz einritzen. Mit dem Strunk nach oben in Salzwasser legen. Staudensellerie putzen, abspülen und in ganz feine Scheiben schneiden. Die Schalotten und die Knoblauchzehen abziehen und fein hacken.

- Die Tomaten kreuzweise einritzen, kurz überbrühen, enthäuten und entkernen. Das Fruchtfleisch in feine Würfel schneiden. Schalotten- und Knoblauchwürfel in heißer Butter glasig dünsten. Die Tomaten und Sellerie dazugeben und alles so lange köcheln, bis die Sauce dickflüssig ist.

- Die Sauce mit Salz, Zucker und Worcestersauce abschmecken. Die Kräuter kurz abspülen, trocken schütteln, hacken und hinzufügen. Den Backofen auf 180 Grad (Umluft 150 Grad, Gas Stufe 2–3) vorheizen. Die Hälfte der Tomatensauce mit dem Parmesan verrühren.

- Den Blumenkohl abtropfen lassen. Die Tomaten-Käse-Masse zwischen die Blumenkohlröschen drücken. Ein großes Stück Alufolie ausfetten und den Blumenkohl darauflegen. Die Alufolie schließen.

- Den Blumenkohl im heißen Backofen auf der mittleren Schiene 50 bis 60 Min. garen. Kurz vor Ende der Garzeit die restliche Tomatensauce noch einmal erhitzen und den Blumenkohl zusammen mit der Sauce servieren.

Beilage: Kartoffelpüree oder Salzkartoffeln.

Tipp

Sollten Sie von dem Gericht etwas übrig behalten, mischen Sie die Reste einfach mit gekochten Kartoffeln und pürieren Sie alles. Das ergibt eine leckere Beilage zu kurzgebratenem Fleisch.

Nährwerte pro Portion:

220 kcal/920 kJ, 12 g Eiweiß, 12 g Fett, 15 g Kohlenhydrate, 9 g Ballaststoffe

3 Portionen · braucht etwas mehr Zeit

1	Blumenkohl (750 g)
	Salz
1	Stange Staudensellerie
3	Schalotten
2	Knoblauchzehen
1 kg	Fleischtomaten
3 EL	Butter
	Zucker
1	Spritzer Worcestersauce
2	Zweige Thymian
2	Zweige Rosmarin
1	Bund Basilikum
30 g	Parmesan, gerieben

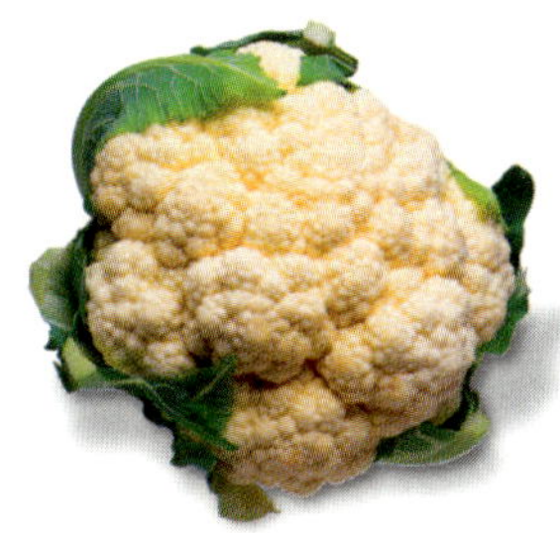

Gefüllte Grünkernbratlinge

Hier der Beweis: Buletten schmecken auch ohne Fleisch.

2 Portionen · braucht etwas mehr Zeit

- 300 ml Gemüsebrühe
- 100 g Grünkernschrot
- 1 Knoblauchzehe
- 2 EL Petersilie, gehackt
- 30 g Mandeln, geschält und gemahlen
- 1 Ei
- 1 Eigelb
- Salz | Pfeffer, frisch gemahlen
- 50 g Bergkäse
- 1 EL Rapsöl

- Gemüsebrühe aufkochen, den Grünkern untermischen und 10 Min. quellen lassen. Knoblauch abziehen und fein hacken. Zusammen mit der Petersilie und den Mandeln unter den gequollenen Grünkern mischen. Den Topf vom Herd nehmen und etwas auskühlen lassen.

- Ei und Eigelb unter die Masse arbeiten und mit Salz und Pfeffer würzen. Den Käse würfeln. Aus der Masse kleine Bratlinge formen und diese mit je einem Käsewürfel füllen. Die Grünkernbratlinge im heißen Öl langsam von beiden Seiten goldbraun braten.

Nährwerte pro Portion:

450 kcal/1890 kJ, 21 g Eiweiß, 25 g Fett, 34 g Kohlenhydrate, 6 g Ballaststoffe

Sellerieschnitzel mit Spinat und Käsesauce

Lecker und handfest – selbst Fleischliebhaber werden hier schwach.

2 Portionen · preisgünstig

- ½ Knolle Sellerie
- Salz | Pfeffer, frisch gemahlen
- 1 Ei
- 3 EL Mehl
- 5 EL Semmelbrösel
- 1–2 EL Olivenöl
- 1 Zwiebel
- 1 EL Butter
- ¼ l Milch
- 80 g Gouda, gerieben
- 1 EL Petersilie, gehackt
- 200 g Blattspinat
- Muskatnuss, frisch gerieben

- Sellerie putzen und in 1 cm dicke Scheiben schneiden, in kochendem Salzwasser etwa 3 Min. blanchieren. Selleriescheiben in Mehl wenden, durchs verquirlte Ei ziehen und mit den Semmelbröseln panieren. Von beiden Seiten 2 Min. braun braten. Zwiebel abziehen und fein hacken. Die Hälfte in der Butter anschwitzen, 1 Esslöffel Mehl untermischen und die Milch angießen. Einige Min. köcheln lassen, zuletzt den Käse unterrühren.

- Mit Muskat, Salz und Pfeffer abschmecken und die Petersilie unterrühren. Die restlichen Zwiebelwürfel anschwitzen. Den Spinat abspülen, dazugeben und zusammenfallen lassen. Mit Salz, Pfeffer und Muskat abschmecken. Sellerieschnitzel mit dem Spinat und Käsesauce anrichten.

Nährwerte pro Portion:

480 kcal/2020 kJ, 26 g Eiweiß, 26 g Fett, 32 g Kohlenhydrate, 8 g Ballaststoffe

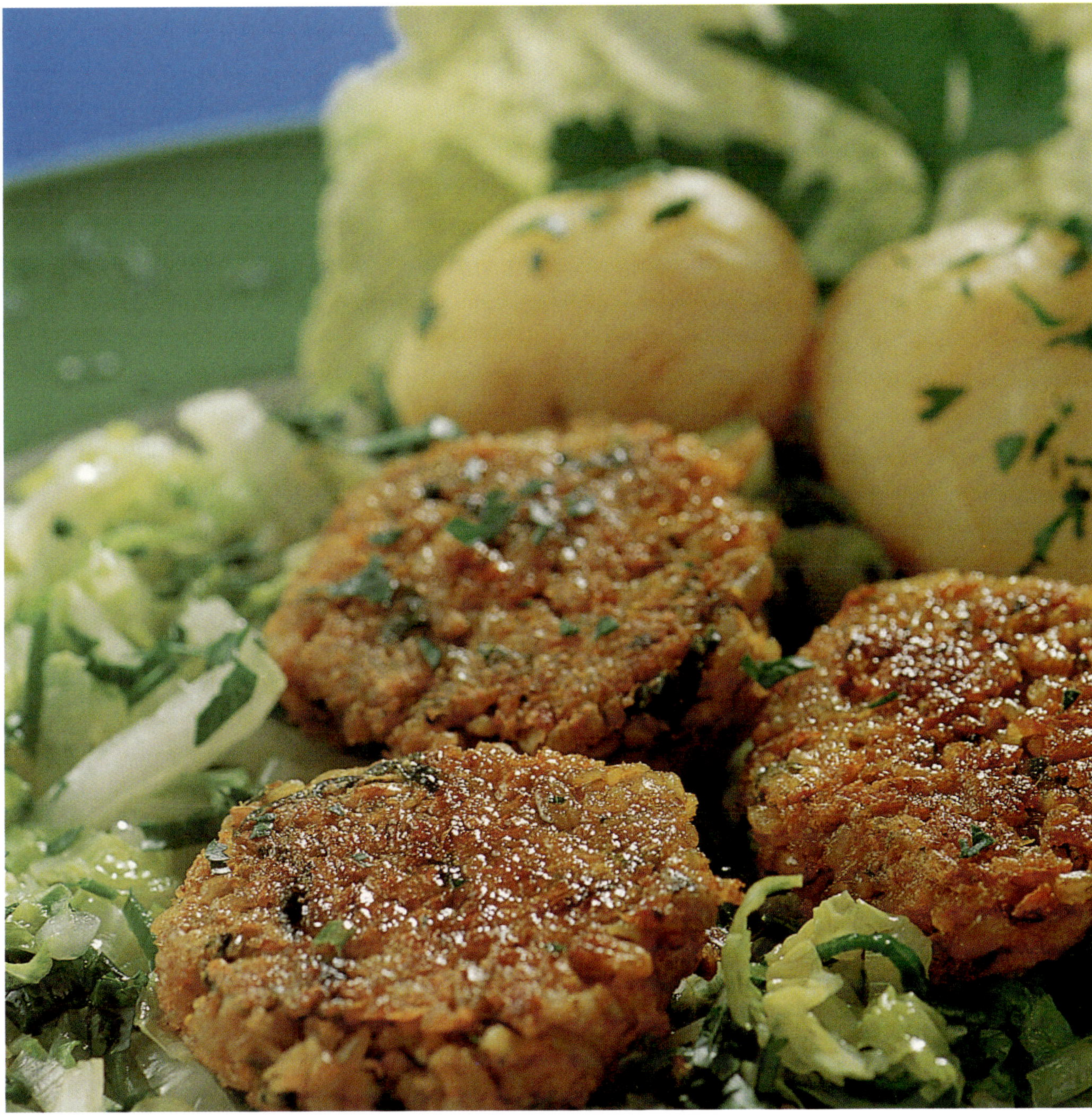

▲ Gefüllte Grünkernbratlinge

Champignonpfanne mit Feta

Für den schnellen Hunger zusammen mit etwas Brot.

2 Portionen · geht schnell

500 g	Champignons
2	kleine Zwiebeln
2	Knoblauchzehen
2 EL	Olivenöl
50 g	schwarze Oliven
	Salz | Pfeffer, frisch gemahlen
1/2	Bund glatte Petersilie
100 g	Feta

- Die Champignons mit einem feuchten Tuch abreiben und je nach Größe halbieren. Knoblauch und Zwiebeln abziehen. Zwiebeln in Spalten schneiden, Knoblauch fein hacken. Die Champignons 10 bis 15 Min. anbraten.
- Zwiebel, Knoblauch und Oliven nach 5 Min. zu den Pilzen geben. Mit Salz und Pfeffer würzen. Die Petersilie fein hacken. Den Feta zerkrümeln. Die Champignons auf vorgewärmte Teller verteilen und die Fetastückchen darüberstreuen. Vor dem Servieren mit Petersilie bestreuen.

Nährwerte pro Portion:

350 kcal/1470 kJ, 17 g Eiweiß, 30 g Fett, 7 g Kohlenhydrate, 7 g Ballaststoffe

Kohlrabi-Zuckerschoten-Auflauf

Holen Sie sich den Frühling in die Küche, indem Sie dieses einfache Gericht genießen.

2 Portionen · gelingt leicht

400 g	Kartoffeln
250 g	Kohlrabi
200 g	Zuckerschoten
	Salz | Pfeffer, frisch gemahlen
	Fett für die Form
1/2	Bund Kerbel
1/2	Bund glatte Petersilie
125 g	Joghurt
80 g	Sahne
2 TL	Sahnemeerrettich
50 g	Emmentaler, gerieben

- Kartoffeln und Kohlrabi schälen. Beides in ½ cm große Würfel schneiden. Die Zuckerschoten abspülen, entfädeln und halbieren. Kartoffel und Kohlrabi in Salzwasser 10 Min. garen. Nach 5 Min. die Zuckerschoten dazugeben. Ofen auf 200 Grad (Umluft 180 Grad) vorheizen.
- Eine Auflaufform ausfetten und das abgetropfte Gemüse hineingeben. Kerbel und Petersilie fein hacken. Joghurt, Sahne und Meerrettich verquirlen. Mit Salz und Pfeffer kräftig abschmecken. Die Kräuter darunterheben und anschließend über den Auflauf gießen. Den Käse darüberstreuen. Auf der mittleren Schiene etwa 35 Min. backen.

Nährwerte pro Portion:

420 kcal/1760 kJ, 17 g Eiweiß, 22 g Fett, 36 g Kohlenhydrate, 8 g Ballaststoffe

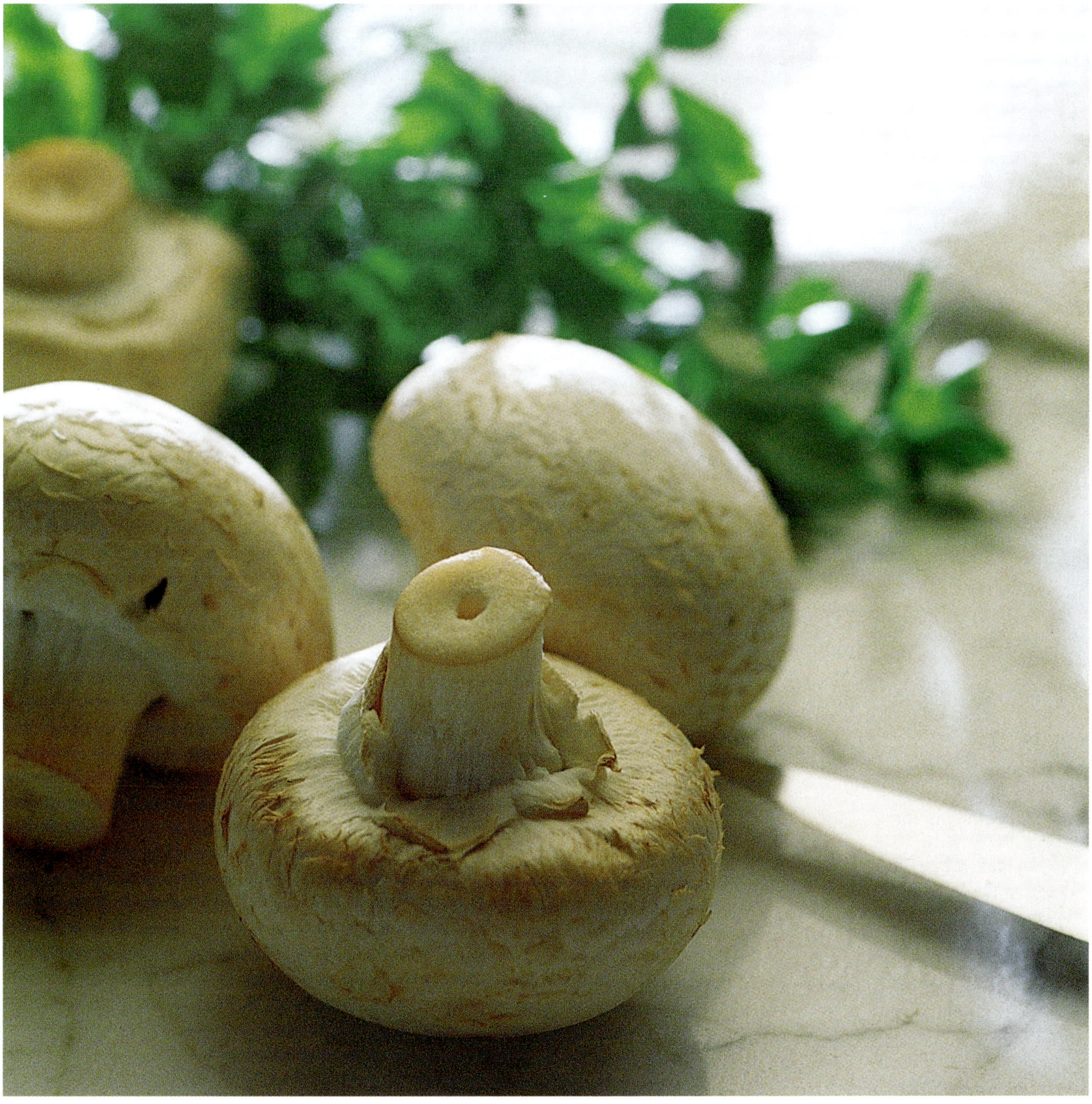

Asiatischer Spinat

2 Portionen · gelingt leicht

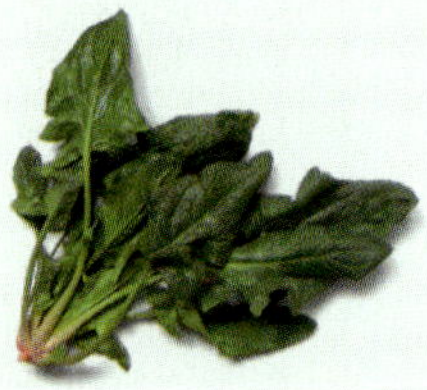

500 g	Spinat
1	Knoblauchzehe
2 cm	Ingwer
1 EL	Olivenöl
	Salz | Pfeffer, frisch gemahlen
	Kreuzkümmel, gemahlen

- Den Spinat gründlich abspülen, putzen und dicke Stiele entfernen. Den Spinat grob hacken. Knoblauch und den Ingwer schälen und fein hacken. Das Öl in einem Topf erhitzen. Spinat, Ingwer und Knoblauch ins Fett geben. Den Topf verschließen und etwa 5 Min. dünsten. Das Spinatgemüse mit Salz, Pfeffer und Kreuzkümmel würzen.

Passt gut zu: kurzgebratenem Fleisch oder Fisch.

Nährwerte pro Portion:

90 kcal/370 kJ, 6 g Eiweiß, 6 g Fett, 2 g Kohlenhydrate, 6 g Ballaststoffe

Zucchini-Tomaten-Gemüse

3 Portionen · preisgünstig

300 g	Zucchini
1	Zwiebel
1 EL	Olivenöl
1	kleine Dose Tomaten
1 EL	italienische Kräuter, getrocknet
	Salz | Pfeffer, frisch gemahlen

- Die Zucchini abspülen, längs halbieren und in Scheiben schneiden. Die Zwiebel abziehen und fein hacken. Zwiebel und Zucchini im heißen Olivenöl andünsten.
- Die Tomaten zerkleinern und mit Saft hinzugeben. Die Kräuter hinzufügen und alles etwa 10 Min. einkochen lassen. Zum Schluss mit Salz und Pfeffer würzen.

TIPP

Wer keine Probleme mit Übergewicht hat, kann das Gemüse mit frisch geriebenem Parmesan würzen.

Nährwerte pro Portion:

100 kcal/410 kJ, 4 g Eiweiß, 6 g Fett, 7 g Kohlenhydrate, 3 g Ballaststoffe

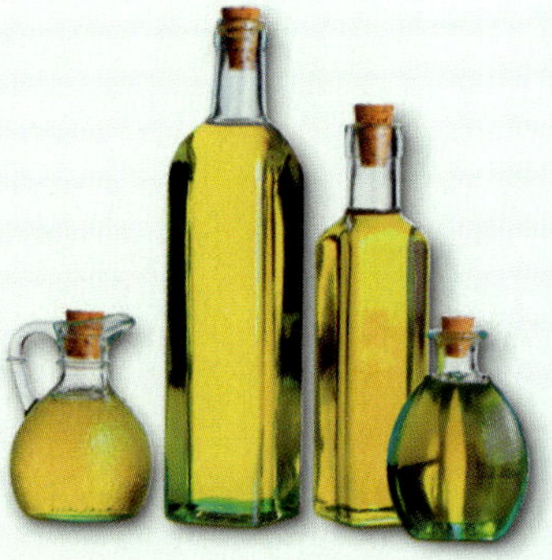

MEHR WISSEN

Gesundheitstipp: Ingwer

Ingwer ist appetitanregend, fördert die Verdauung und löst Magenkrämpfe. Alte Seebären wissen, dass das Kauen auf einem Stück Ingwer bei Seekrankheit hilft. Schon 500 v. Chr. soll der chinesische Religionsstifter Konfuzius jede seiner Speisen mit Ingwer gewürzt haben. Er glaubte, dass der tägliche Genuss von Ingwer ein langes Leben verspricht.

Karotten-Kohlrabi-Gemüse

3 Portionen · gelingt leicht

250 g	Karotten
1	Kohlrabi
1 EL	Olivenöl
100 ml	Gemüsebrühe
4 EL	frische Gartenkräuter (Petersilie, Schnittlauch, Basilikum oder Kerbel)
	Salz I Pfeffer, frisch gemahlen

- Karotten und Kohlrabi putzen, schälen und in mundgerechte Stücke schneiden. Das Öl in einem Topf erhitzen und das Gemüse unter ständigem Rühren darin kurz anbraten.
- Die Gemüsebrühe angießen und etwa 15 Min. bei geschlossenem Deckel dünsten. Zum Schluss die Kräuter untermischen, alles mit Salz und Pfeffer würzen.

Nährwerte pro Portion:

70 kcal/280 kJ, 2 g Eiweiß, 4 g Fett, 6 g Kohlenhydrate, 4 g Ballaststoffe

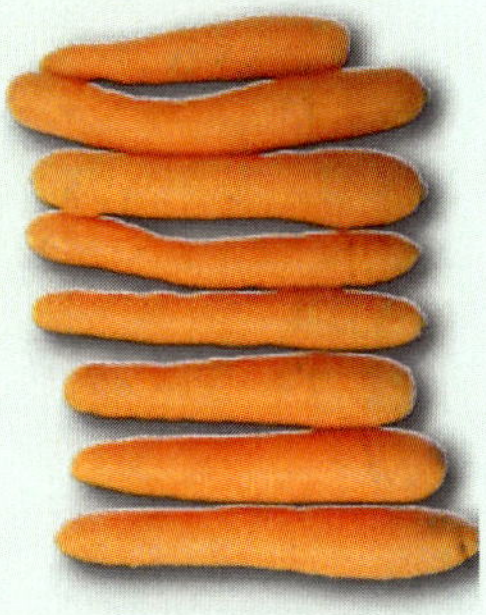

Indischer Blumenkohl

4 Portionen · preisgünstig

1	Blumenkohl
2	Tomaten
1 EL	Sonnenbumenöl
1 EL	Curry
	Salz I Pfeffer, frisch gemahlen
	etwas Kreuzkümmel

- Blumenkohl abspülen, putzen, in Röschen zerteilen und in leicht gesalzenem Wasser etwa 15 Min. garen. Die Tomaten abspülen, vierteln, Stielansätze entfernen und grob würfeln. Das Öl in einer beschichteten Pfanne erhitzen.
- Den abgetropften Blumenkohl zusammen mit dem Curry hineingeben und unter Wenden anbraten. Die Tomatenwürfel hinzugeben und weitere 5 Min. braten. Mit Salz, Pfeffer, Kreuzkümmel und Curry würzen.

Tipp

Sie können auch anstelle des Blumenkohls eine Gemüsemischung aus Blumenkohl, Brokkoli und Karotten verwenden.

Nährwerte pro Portion:

60 kcal/240 kJ, 3 g Eiweiß, 3 g Fett, 4 g Kohlenhydrate, 4 g Ballaststoffe

Tomaten-Zucchini-Gratin

Kulinarische Grüße aus Italien, die sich prima vorbereiten lassen.

3 Portionen · gut vorzubereiten

400 g	Zucchini
1	Knoblauchzehe
400 g	Tomaten
3 EL	Olivenöl
	Salz | Pfeffer, frisch gemahlen
1	Zweig Rosmarin
250 g	Sahnequark
1	Ei
50 g	Parmesan
1 Msp.	Paprikapulver, edelsüß

- Die Zucchini abspülen, putzen und in dünne Scheiben schneiden. Die Knoblauchzehe abziehen. Die Tomaten abspülen und in Scheiben schneiden. Den Knoblauch zerdrücken und in 2 Esslöffeln Olivenöl anbraten. Die Zucchinischeiben hinzufügen. Salzen und pfeffern.

- Den Ofen auf 220 Grad (Umluft 190 Grad, Gas Stufe 4) vorheizen. Die Rosmarinnadeln vom Zweig zupfen und fein hacken. Den Quark mit Ei und Parmesan verrühren. Kräftig mit Salz, Pfeffer, Rosmarin und Paprikapulver würzen.

- Eine runde Gratinform (Ø etwa 28 cm) mit dem restlichen Olivenöl einfetten. Den Boden mit den Zucchinischeiben auslegen. Die Tomatenscheiben gleichmäßig darauf verteilen. Zum Schluss die Quarkcreme auf die Tomaten streichen. Das Gratin auf mittlerer Schiene etwa 20 Min. goldgelb backen.

Beilage: Reis oder Brot.

Tipp

Statt der Zucchini können Sie auch Auberginen verwenden. Die Auberginenscheiben dann zunächst salzen, einige Minuten stehen lassen, kalt abspülen und trocken tupfen.

Nährwerte pro Portion:

320 kcal/1350 kJ, 20 g Eiweiß, 23 g Fett, 9 g Kohlenhydrate, 3 g Ballaststoffe

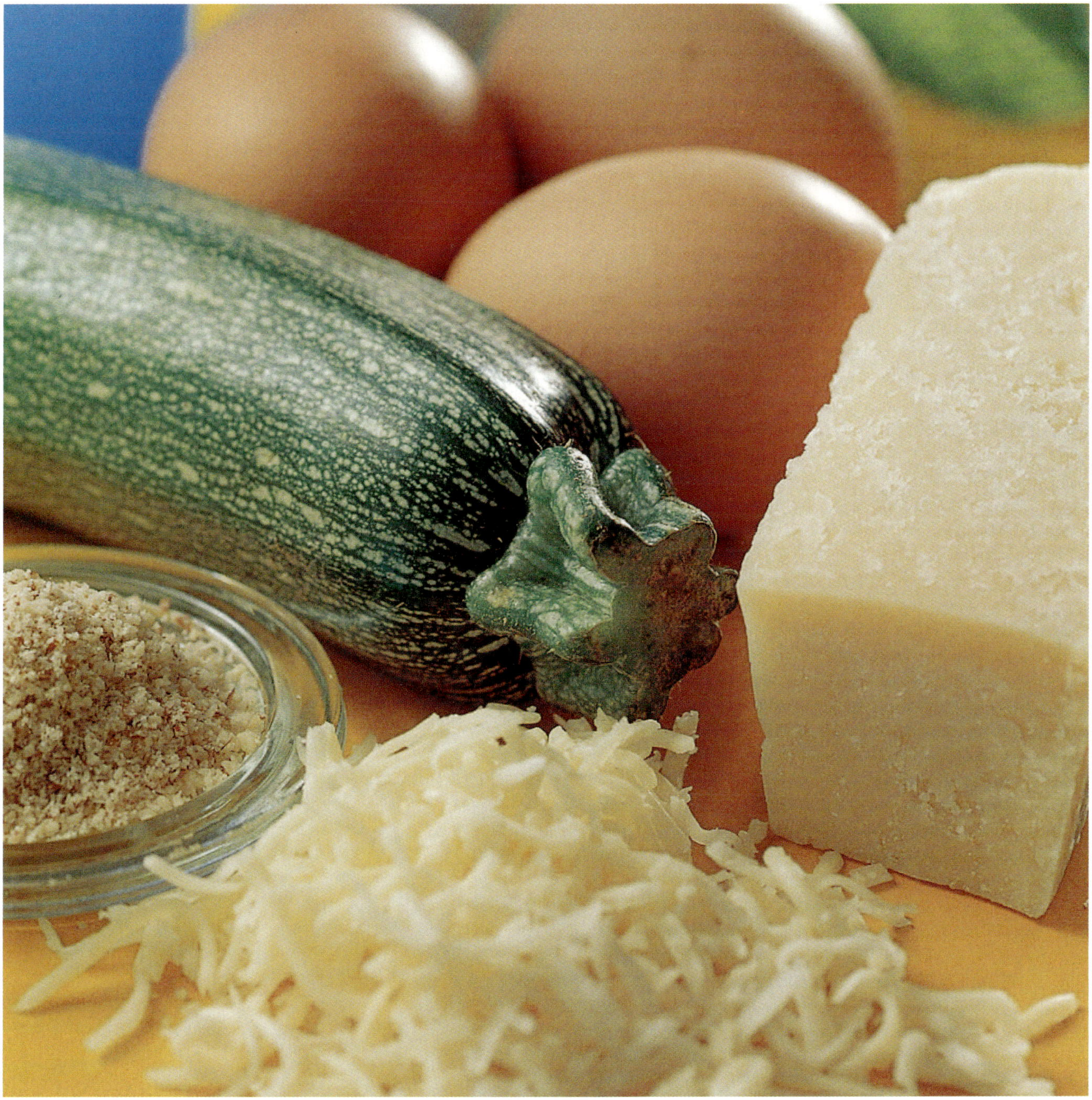

Neapolitanische Gemüsepfanne

Ob mit Nudeln serviert oder einfach ohne alles als Vorspeise – frisch und würzig ist die Gemüsepfanne allemal.

2 Portionen · preisgünstig

1	Stange Staudensellerie
1	große Aubergine (ca. 350 g)
1	große Gemüsezwiebel
1	Knoblauchzehe
2	Fleischtomaten
125 g	Mozzarella
2 EL	Olivenöl
	Salz | Pfeffer, frisch gemahlen
50 g	schwarze und grüne Oliven
75 ml	Weißwein
1	Bund Basilikum
25 g	Kapern

- Den Staudensellerie putzen, abspülen und in Würfel schneiden. Die Aubergine putzen, abspülen und würfeln. Die Zwiebel abziehen und grob würfeln. Die Knoblauchzehe abziehen und zerdrücken.
- Die Tomaten über Kreuz einritzen, kurz überbrühen, enthäuten, entkernen und in Würfel schneiden. Mozzarella ebenfalls würfeln. Sellerie-, Auberginen-, Zwiebel- und Knoblauchwürfel im heißen Öl etwa 5 Min. anbraten. Das Gemüse mit Salz und Pfeffer würzen.
- Die Tomaten- und Mozzarellawürfel sowie die Oliven hinzufügen und den Wein angießen. Das Gemüse bei mittlerer Hitze zugedeckt nochmals etwa 5 Min. garen, bis der Käse geschmolzen ist. Dann vom Herd nehmen.
- Das Basilikum abspülen und trocken schütteln. Einige Blätter zum Garnieren beiseite legen, die restlichen Blätter klein schneiden. Basilikum mit den Kapern unter das Gemüse heben und vor dem Servieren mit den Basilikumblättchen bestreut garnieren.

Nährwerte pro Portion:

450 kcal/1900 kJ, 24 g Eiweiß, 26 g Fett, 23 g Kohlenhydrate, 11 g Ballaststoffe

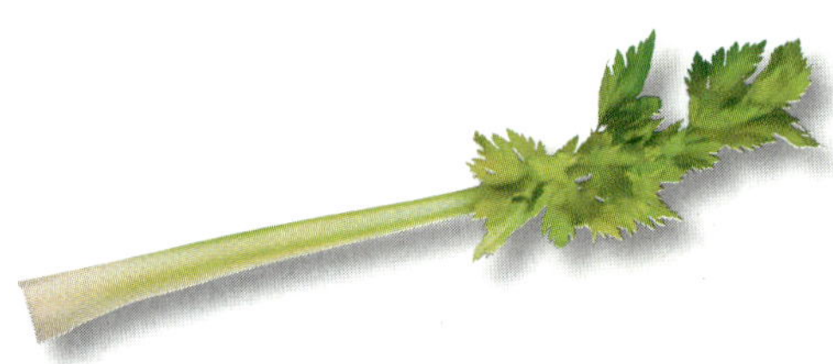

MEHR WISSEN

Kleine Warenkunde: Staudensellerie

Der bei uns auch unter dem Namen Bleich- oder Stangensellerie bekannte Staudensellerie ist eine Zuchtform, bei dem die Stauden vor Licht geschützt werden. So bleiben sie weiß, zart und aromatisch. Staudensellerie ist sowohl roh als auch gedünstet zu verwenden. Beim Einkaufen erkennt man frischen Sellerie an den knackigen Stangen, die keine Flecken aufweisen, und an den frischen grünen Blättern.

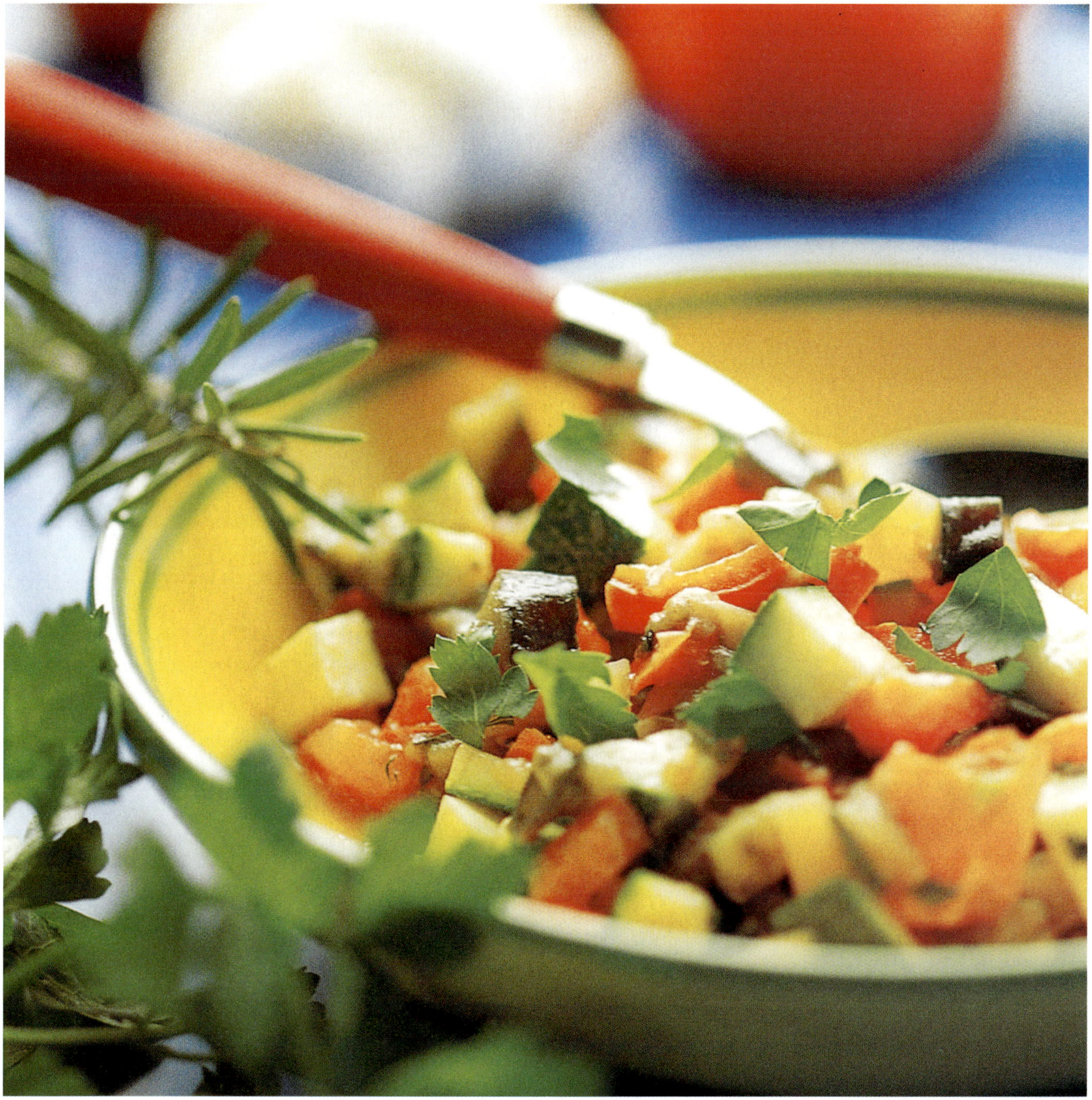

Überbacken Auberginen

Ein herrliches Sommeressen – da kann man mal aufs Grillen verzichten!

2 Portionen · gut vorzubereiten

500 g	Auberginen
	Salz | Pfeffer, frisch gemahlen
2	große Fleischtomaten
1	Zwiebel
1	Knoblauchzehe
2 EL	Olivenöl
1 EL	Oregano, getrocknet
5 EL	glatte Petersilie
50 g	Gouda, gerieben
20 g	Parmesan, gerieben

- Die Auberginen abspülen, die Stielansätze herausschneiden und der Länge nach in etwa 2 cm dicke Scheiben schneiden. In eine Schüssel mit kaltem Salzwasser einlegen und etwa 30 Min. ziehen lassen.
- Die Tomaten über Kreuz einritzen, kurz überbrühen und enthäuten. Anschließend vierteln, die Stielansätze herausschneiden, entkernen und fein würfeln. Die Zwiebel und die Knoblauchzehe abziehen und fein hacken. Den Backofen auf 200 Grad (Umluft 180 Grad, Gas Stufe 3) vorheizen. Die Auberginen aus dem Wasser nehmen und trocken tupfen.
- Eine Auflaufform mit etwas Olivenöl einfetten. Eine Lage Auberginenscheiben hineingeben und diese mit Salz, Pfeffer und Oregano würzen. Die Auberginen mit etwas Petersilie, Tomaten-, Zwiebel- und Knoblauchwürfeln bedecken und anschließend mit den beiden Käsesorten bestreuen.
- Auberginenscheiben und Tomaten abwechselnd einschichten, bis alles aufgebraucht ist. Dabei auf jede Schicht Parmesan geben. Die letzte Lage dick mit Parmesan und Gouda bestreuen und abschließend mit 2 Esslöffeln Olivenöl beträufeln. Den Auflauf etwa 45 Min. auf der mittleren Schiene backen und in der Form servieren.

Beilage: Baguette oder Reis.

Tipp

Wenn Sie nicht an Fett sparen wollen, können Sie die Auberginenscheiben von beiden Seiten in Olivenöl anbraten und erst dann in die Form schichten. Die Auberginen schmecken so viel intensiver.

Nährwerte pro Portion:

270 kcal/1120 kJ, 15 g Eiweiß, 17 g Fett, 12 g Kohlenhydrate, 8 g Ballaststoffe

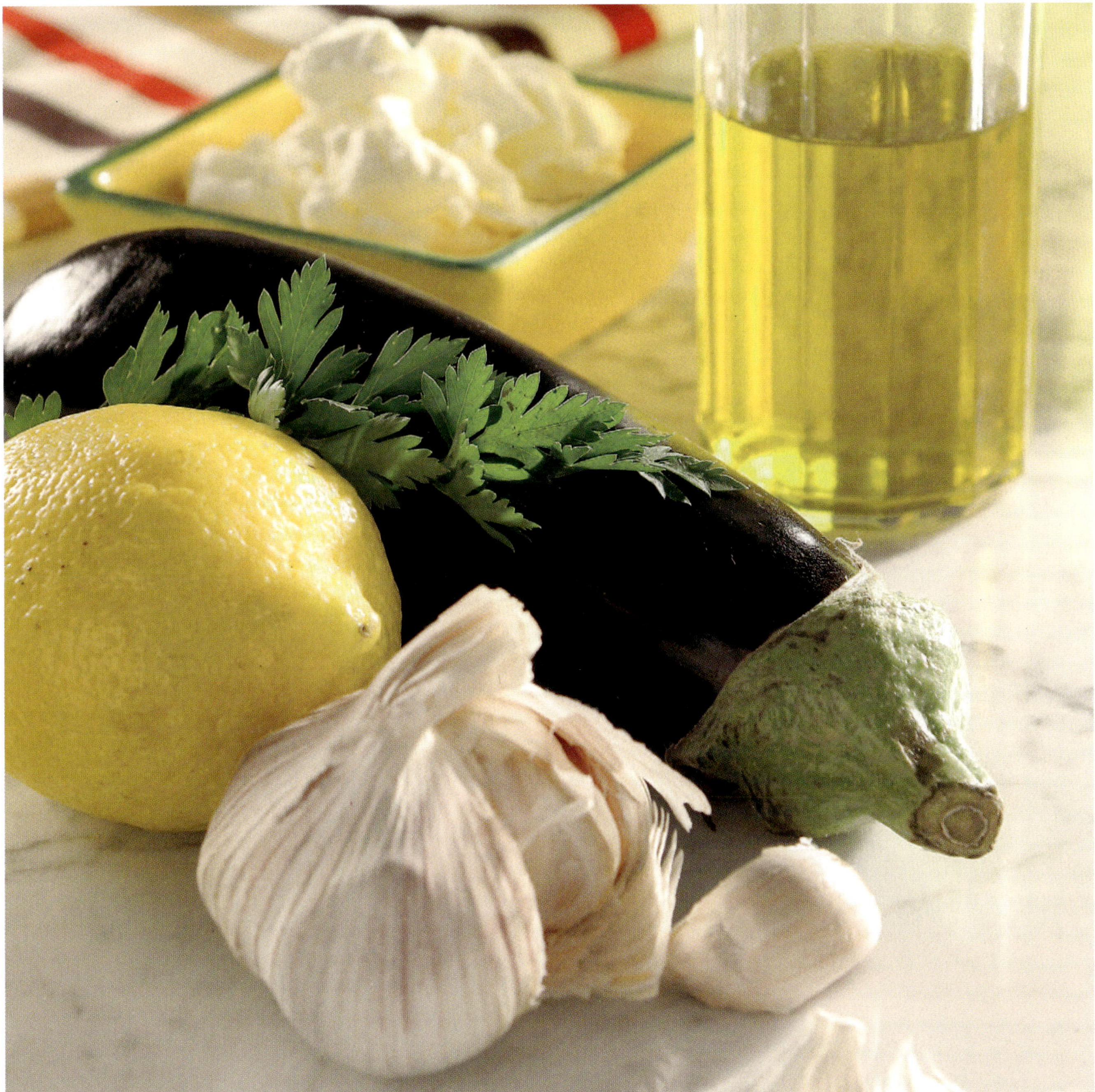

Bandnudeln mit Linsen-Hackfleisch-Sauce

Probieren Sie diese tolle Mischung aus, Sie werden begeistert sein.

2 Portionen · gelingt leicht

50 g	rote Linsen
100 ml	Gemüsebrühe
1	kleine Zwiebel
1	Knoblauchzehe
1 EL	Olivenöl
200 g	Rinderhackfleisch
	Salz | Pfeffer, frisch gemahlen
1	kleine Dose geschälte Tomaten
1 TL	Zucker
1 TL	Oregano, getrocknet
	Tabasco
160 g	Bandnudeln

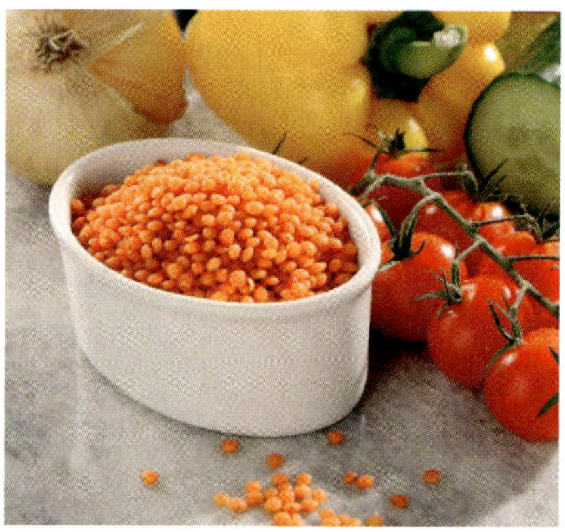

- Die Linsen in der Brühe etwa 5 Min. knapp bissfest garen. Die Zwiebel und den Knoblauch abziehen und fein würfeln. Zusammen im heißen Öl kurz andünsten. Das Hackfleisch hinzufügen und unter Rühren so lange braten, bis es braun und krümelig wird. Mit Salz und Pfeffer würzen.

- Die Dosentomaten zerkleinern und mit der Flüssigkeit hinzufügen. Die Hackfleischsauce mit Zucker, Oregano und Tabasco abschmecken. Erst kurz vor dem Servieren die Linsen unterrühren. Reichlich Salzwasser zum Kochen bringen. Die Nudeln darin bissfest garen. Mit der Hackfleischsauce servieren.

Tipp

In der Regel werden rote Linsen besser vertragen als andere Hülsenfrüchte. Doch wenn Sie unter extremen Blähungen leiden, sollten Sie die Linsen durch z. B. 200 g gegarte gewürfelte Karotten ersetzen.

Nährwerte pro Portion:

660 kcal/2770 kJ, 38 g Eiweiß, 21 g Fett, 76 g Kohlenhydrate, 8 g Ballaststoffe

MEHR WISSEN

Kleine Warenkunde: Rote Linsen

Linsen werden schon seit fast 10 000 Jahren in Ägypten angebaut, sie gehören zu den ältesten Kulturpflanzen der Menschheit. Rote Linsen sind nach ihrem orangeroten Kern benannt. Sie haben außen eine rostrote Farbe und werden in der Regel geschält oder halbiert angeboten. Sie kochen leicht sämig, färben sich dabei gelb und schmecken mild. Linsen liefern wie alle Hülsenfrüchte viel Eiweiß und besonders viel Zink. Innerhalb der Gruppe der Hülsenfrüchte gehören rote Linsen zu der am besten verträglichen Sorte.

Fischlasagne mit Krabben und Frühlingsgemüse

Nicht nur im Frühling schmeckt diese maritime Lasagne. Von ihr lassen sich auch eingeschworene Fischmuffel überzeugen.

- Fisch und Garnelen abspülen. Schollenfilets in zwei lange Stücke teilen, Lachs in mundgerechte Würfel schneiden. Alles in eine flache Schale geben, salzen und pfeffern und mit Zitronensaft beträufeln. Mit Klarsichtfolie abdecken und kühl stellen. Die Erbsen antauen lassen. Die Karotten und die Frühlingszwiebeln abspülen und putzen. Frühlingszwiebeln in ganz feine Ringe schneiden, Karotten fein würfeln.

- Das Gemüse etwa 5 Min. in 1 Esslöffel Butter dünsten. Salzen und pfeffern. Die restliche Butter zerlassen. Das Mehl anschwitzen und unter Rühren die Milch zugießen. Aufkochen lassen und mit Salz, Pfeffer und Muskat würzen. Zum Schluss die Kräuter in die Bechamelsauce rühren. Eine Auflaufform einfetten und den Backofen auf 200 Grad (Umluft 180 Grad, Gas Stufe 3) vorheizen.

- Den Boden der Form mit etwas Bechamelsauce bedecken. Eine Schicht Nudelplatten darauflegen. Auf diese die Schollenfilets schichten und mit etwas Parmesan bestreuen. Dann wieder mit der Bechamelsauce beginnen, etwa ¾ des Gemüses dazugeben und mit Parmesan bestreuen. Eine Schicht Nudelplatten darauflegen.

- Nun die Lachswürfel einschichten. Etwas Bechamelsauce und Parmesan darüberstreuen und mit Nudelplatten bedecken. Den Abschluss bildet der Rest des Gemüses mit den Garnelen sowie Bechamelsauce. Den restlichen Parmesan und den Gouda über die letzte Schicht streuen. Die Lasagne auf mittlerer Schiene etwa 40 Min. backen.

Tipp

Da Schollenfilets recht teuer sind, können Sie sie auch gegen Rotbarsch, Seelachs oder Kabeljau austauschen. Würfeln Sie die Fischfilets, damit sie zeitgleich gar werden.

Nährwerte pro Portion:

690 kcal/2900 kJ, 55 g Eiweiß, 27g Fett, 56 g Kohlenhydrate, 7 g Ballaststoffe

4 Portionen · braucht etwas mehr Zeit

250 g	Schollenfilet
250 g	Lachsfilet
100 g	geschälte Tiefseegarnelen
	Saft von ½ Zitrone
	Salz | Pfeffer, frisch gemahlen
100 g	Erbsen (tiefgekühlt)
150 g	junge Karotten
1	Bund Frühlingszwiebeln
3 EL	Butter
3 EL	Mehl
¾ l	Milch
3 EL	Dill, gehackt
3 EL	Petersilie, gehackt
	Muskatnuss, frisch gerieben
200 g	Lasagneblätter (ohne Vorkochen)
50 g	Parmesan, gerieben
100 g	Gouda, gerieben

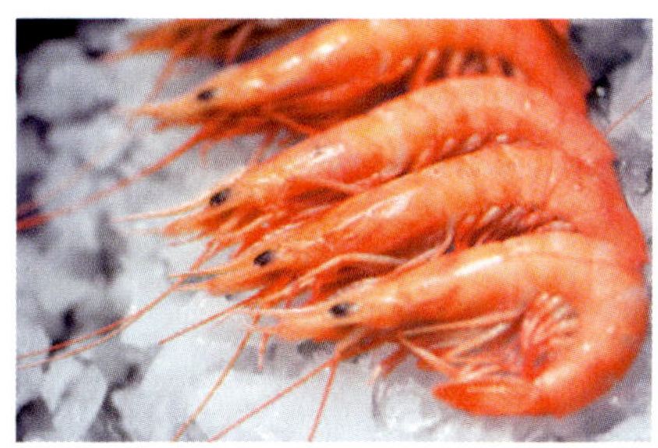

Gemüsenudeln mit Lachs

Die Gemüsestreifen geben dem Gericht eine besondere Raffinesse. Überraschen Sie damit Ihre Gäste.

2 Portionen · braucht etwas mehr Zeit

1	Stange Lauch
1	dicke Karotte
1	kleine Zucchini
150 g	lange, dünne bunte Bandnudeln
	Salz | Pfeffer, frisch gemahlen
2	Lachssteaks (à 160 g)
	Saft von 1 Zitrone
20 g	Butter
100 ml	Fischfond
2 EL	Sahne
30 g	Gouda, gerieben
1 TL	Stärke
	Muskatnuss, frisch gerieben
1/4	Bund krause Petersilie

- Lauch abspülen und putzen, längs halbieren und in lange, dünne Streifen schneiden. Die Karotten putzen und schälen. Mit einem Sparschäler dünne Streifen abziehen und in kaltes Wasser geben. Die Zucchini abspülen und putzen, halbieren und mit dem Sparschäler ebenfalls dünne Steifen abziehen. Halbieren und zu den Karotten geben.

- Die Bandnudeln in reichlich Salzwasser ankochen, die Gemüsestreifen hinzugeben und weitere 4 bis 5 Min. garen, bis die Nudeln al dente sind und das Gemüse gar. Anschließend auf einem Sieb abtropfen lassen.

- Die Lachssteaks kalt abspülen und trocken tupfen. Mit Zitronensaft beträufeln und mit Salz und Pfeffer würzen. Lachssteaks von beiden Seiten in der Butter goldgelb anbraten, herausnehmen und zugedeckt warm stellen.

- Den Fischfond und die Sahne in die Pfanne geben und etwas einkochen lassen. Zum Schluss den Käse einrühren und unter Rühren schmelzen lassen. Die Stärke mit etwas kaltem Wasser anrühren und die Sauce damit binden. Mit Salz, Pfeffer und Muskat und etwas Zitronensaft abschmecken.

- Die Petersilie abspülen und fein hacken. Die Nudel-Gemüse-Mischung mit der Käsesauce vermengen. Je eine Portion Nudeln mit einem Lachssteak auf einem Teller anrichten. Vor dem Servieren mit Petersilie bestreuen.

Nährwerte pro Portion:

640 kcal/2690 kJ, 44 g Eiweiß, 21 g Fett, 66 g Kohlenhydrate, 9 g Ballaststoffe

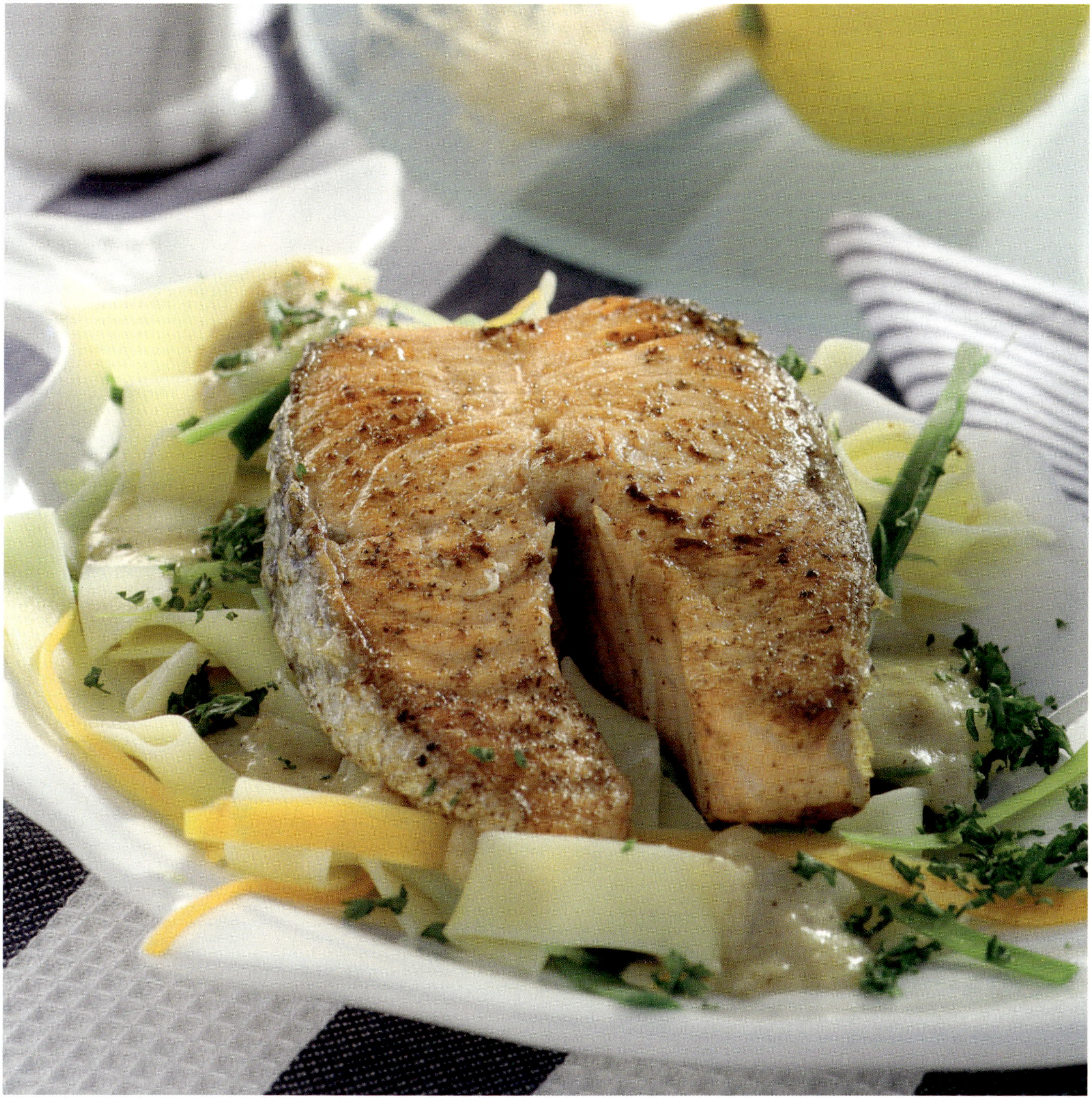

Bandnudeln mit Lachs-Sahne-Sauce

2 Portionen · geht schnell

180 g	breite Bandnudeln
1	Knoblauchzehe
½	Bund glatte Petersilie
150 g	geräucherter Lachs
1 EL	Olivenöl
80 ml	Sahne
	Salz / Pfeffer, frisch gemahlen

- Die Bandnudeln in reichlich Salzwasser nicht ganz gar kochen. Den Knoblauch abziehen und fein hacken. Die Petersilie abspülen, trocken schütteln und fein hacken. Den Lachs in feine Streifen schneiden.

- Knoblauch und Nudeln in heißem Olivenöl leicht anbraten. Sahne und Lachs untermischen und das Ganze bei geschlossenem Deckel etwa 5 Min. ziehen lassen. Vor dem Servieren die Petersilie unterrühren und mit Salz und Pfeffer abschmecken.

Nährwerte pro Portion:

590 kcal/2480 kJ, 27 g Eiweiß, 25 g Fett, 64 g Kohlenhydrate, 5 g Ballaststoffe

Farfalle mit Austernpilzen

2 Portionen · geht schnell

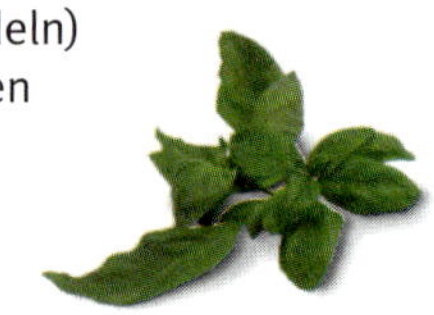

180 g	Farfalle (Schmetterlingsnudeln)
	Salz / Pfeffer, frisch gemahlen
250 g	Austernpilze
80 g	gekochter Schinken
1	rote Zwiebel
1	Knoblauchzehe
½	Bund Basilikum
2	Tomaten
1 EL	Olivenöl
50 ml	Weißwein

- Die Nudeln in reichlich Salzwasser al dente kochen. Anschließend gut abtropfen lassen. Die Austernpilze mit einem feuchten Tuch abreiben und in etwa fingerdicke Streifen schneiden. Den Schinken in feine Streifen schneiden.

- Zwiebel und Knoblauch abziehen und fein hacken. Das Basilikum abspülen, trocken schütteln und in Streifen schneiden. Die Tomaten überkreuz einschneiden, kurz überbrühen, enthäuten, entkernen und in Würfel schneiden. Zwiebeln und Knoblauch im heißen Öl anbraten. Die Pilze hinzufügen und unter Rühren 5 Min. braten.

- Tomaten, Schinkenstreifen und Nudeln untermischen und den Wein dazugeben. Einmal aufkochen und alles mit Salz und Pfeffer abschmecken. Mit Basilikum bestreut servieren.

Nährwerte pro Portion:

470 kcal/1970 kJ, 23 g Eiweiß, 10 g Fett, 67 g Kohlenhydrate, 9 g Ballaststoffe

Bandnudeln mit Rinderfilet und Mangold

2 Portionen · geht schnell

250 g	Rinderfilet
2 EL	Olivenöl
2 EL	Sojasauce
1 EL	Stärke
200 g	Bandnudeln
400 g	Mangold
200 ml	Hühnerbrühe
2 cm	Ingwer
1	Knoblauchzehe
	Saft von einer 1/2 Limone

- Das Rinderfilet kalt abspülen, trocken tupfen, in Scheiben schneiden und in einer Mischung aus 1 Esslöffel Öl, der Sojasauce und der Stärke mindestens 1 Stunde marinieren. Die Nudeln nach Packungsanweisung al dente kochen.
- Die Mangoldblätter abspülen, in breite Streifen und die Stiele in Stifte schneiden. Den Ingwer und den Knoblauch schälen und fein hacken. Das restliche Öl erhitzen. Das Rinderfilet sehr heiß darin anbraten.
- Ingwer, Knoblauch, Mangold und die Nudeln dazugeben und anschließend mit dem Limonensaft ablöschen. Mit der Hühnerbrühe aufgießen und aufkochen. Mit Salz und Pfeffer abschmecken.

Nährwerte pro Portion:

760 kcal/3290 kJ, 53 g Eiweiß, 25 g Fett, 80 g Kohlenhydrate, 10 g Ballaststoffe

Buntes Nudelgratin

2 Portionen · preisgünstig

200 g	kurze Nudeln
	Salz | Pfeffer, frisch gemahlen
1	Bund Schnittlauch
125 g	Mozzarella
40 g	Salami in Scheiben
240 g	Pizzatomaten (aus der Dose)
200 g	Erbsen (tiefgekühlt)
1 TL	gekörnte Gemüsebrühe
80 g	Sahne

- Nudeln in reichlich Salzwasser nach Packungsanweisung al dente kochen, abgießen, abschrecken und abtropfen lassen. Den Backofen auf 200 Grad (Umluft 180 Grad, Gas Stufe 3) vorheizen. Schnittlauch in Röllchen schneiden. Mozzarella in 1 cm große Würfel schneiden. Die Salami in schmale, etwa 2 cm lange Streifen schneiden.
- Nudeln mit Tomaten, Erbsen, je 2/3 Mozzarella und Schnittlauch, Salami und Sahne vermengen. Mit Salz und Pfeffer abschmecken. In eine Auflaufform füllen, den Mozzarella darauf verteilen und auf mittlerer Schiene etwa 30 Min. backen, bis die Oberfläche goldbraun ist. Vor dem Servieren mit dem restlichen Schnittlauch bestreuen.

Nährwerte pro Portion:

950 kcal/4000 kJ, 58 g Eiweiß, 40 g Fett, 86 g Kohlenhydrate, 12 g Ballaststoffe

Minestrone

Der Gemüseklassiker Italiens – Buon appetito!

2 Portionen · preisgünstig

1	Karotte
2	kleine Kartoffeln
6	Brokkoliröschen
2	Stangen Staudensellerie
1	Zucchini
1/2	Stange Lauch
2	Tomaten
1	Schalotte
1	Knoblauchzehe
1 EL	Olivenöl
600 ml	Gemüsebrühe
1 TL	italienische Kräuter, getrocknet
	Salz | Pfeffer, frisch gemahlen
1 TL	Pesto
2 EL	Parmesan, gerieben

- Das Gemüse putzen und in grobe Würfel schneiden. Schalotte und Knoblauch abziehen und fein hacken. Die Schalotte im heißen Olivenöl andünsten, Knoblauch, Karotten und Kartoffeln hinzufügen, kurz anschwitzen und mit der Brühe auffüllen. Alles etwa 10 Min. kochen lassen.

- Brokkoli, Sellerie und Zucchini hinzugeben. Weitere 5 Min. kochen und zum Schluss Lauch, Tomaten und Kräuter untermischen. Weitere 5 Min. kochen lassen und mit Salz und Pfeffer abschmecken. Die Suppe in tiefen Tellern anrichten und etwas Pesto darüberträufeln und mit Parmesan bestreuen.

Beilage: Dazu passt französisches Stangenweißbrot.

Nährwerte pro Portion:

240 kcal/1020 kJ, 10 g Eiweiß, 12 g Fett, 24 g Kohlenhydrate, 9 g Ballaststoffe

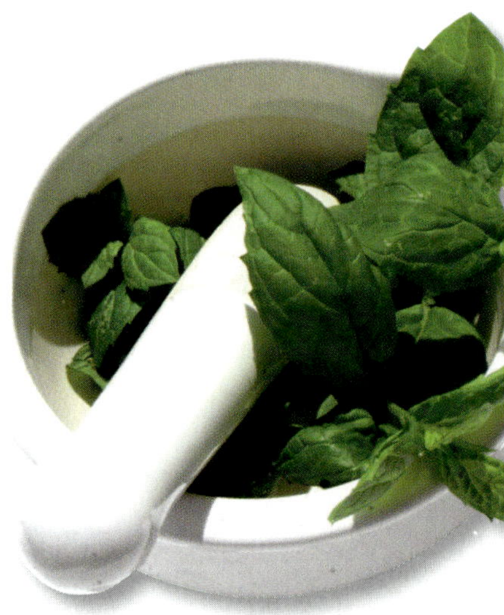

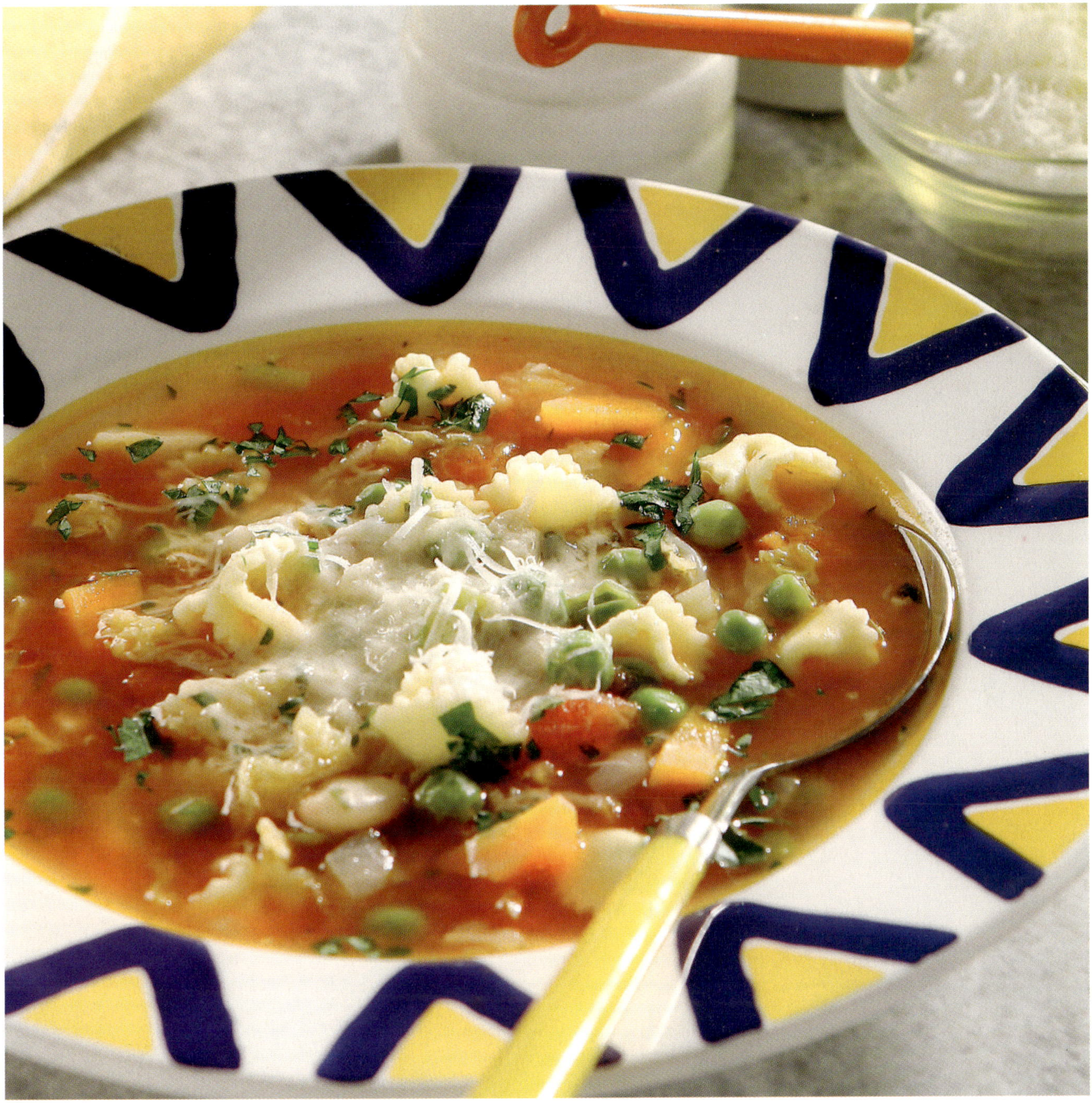

Pichelsteiner

Schön deftig und wärmend für die kühlen Monate.

€ 4 Portionen · preisgünstig

400 g	Schweinefleisch aus der Schulter
2	Zwiebeln
1	kleiner Wirsing
200 g	Knollensellerie
300 g	Karotten
750 g	Kartoffeln
1 EL	Rapsöl
1/2 l	Fleischbrühe
2	Lorbeerblätter
1/2 TL	Majoran
	Salz | Pfeffer, frisch gemahlen

- Das Fleisch kalt abspülen, trocken tupfen und in Würfel schneiden. Die Zwiebeln abziehen und fein hacken. Wirsing abspülen und putzen. Den Strunk entfernen und die Blätter in feine Streifen schneiden. Den Knollensellerie und die Karotten schälen und in feine Würfel schneiden.

- Die Kartoffeln schälen und in mundgerechte Stücke schneiden. Die Zwiebeln im heißen Öl glasig dünsten. Das Fleisch hinzugeben, salzen und pfeffern und 5 Min. mit dünsten. Das Gemüse auf das Fleisch schichten und die Brühe angießen. Lorbeerblätter und Majoran hinzufügen und im geschlossenen Topf bei niedriger Temperatur 1 bis 1 ½ Stunden köcheln lassen.

Beilage: Bauernbrot.

Tipp

Lorbeerblätter können ihr Aroma am besten abgeben, wenn man sie vor dem Würzen leicht einreißt.

Nährwerte pro Portion:

280 kcal/1170 kJ, 18 g Eiweiß, 9 g Fett, 30 g Kohlenhydrate, 11 g Ballaststoffe

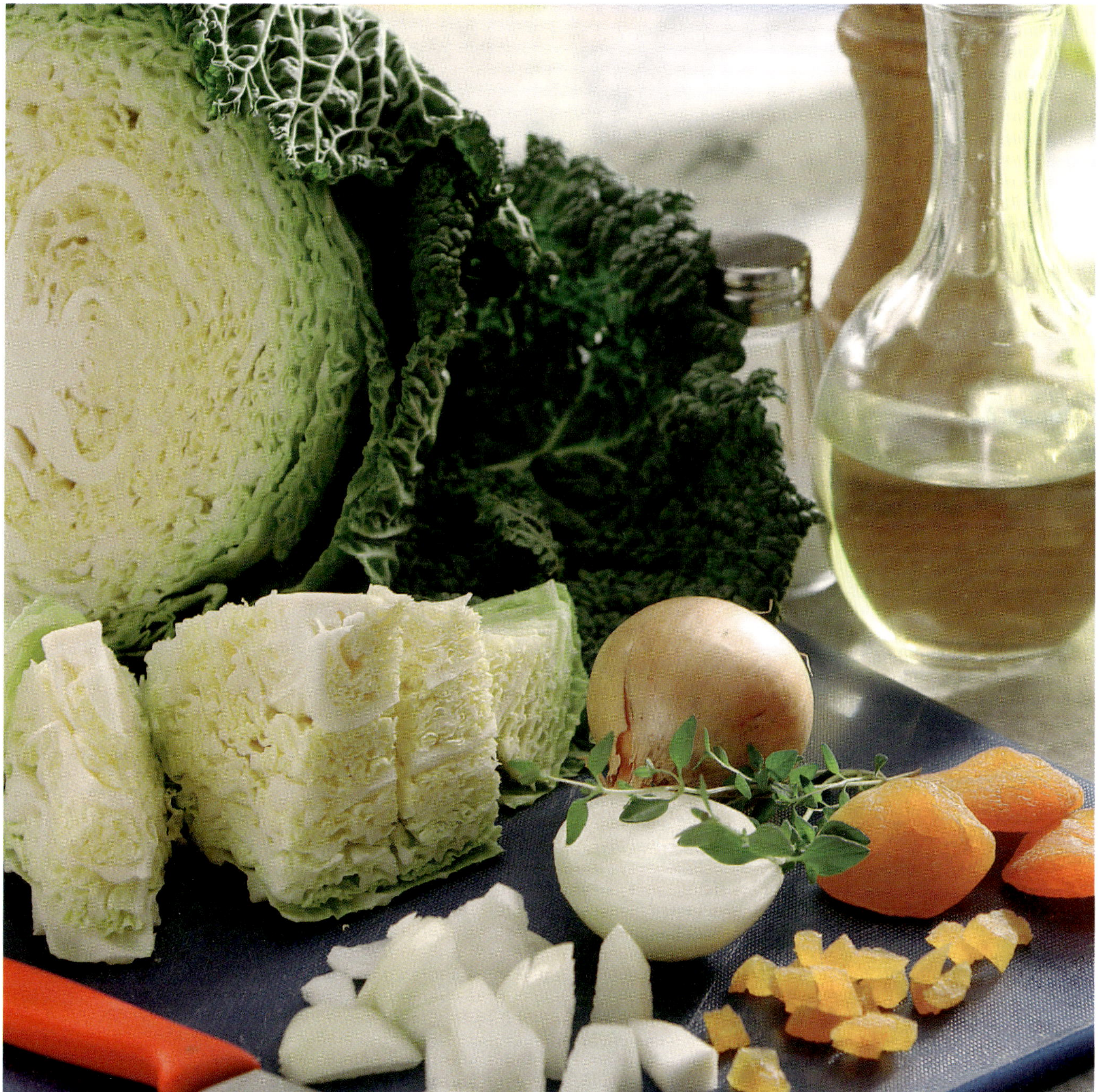

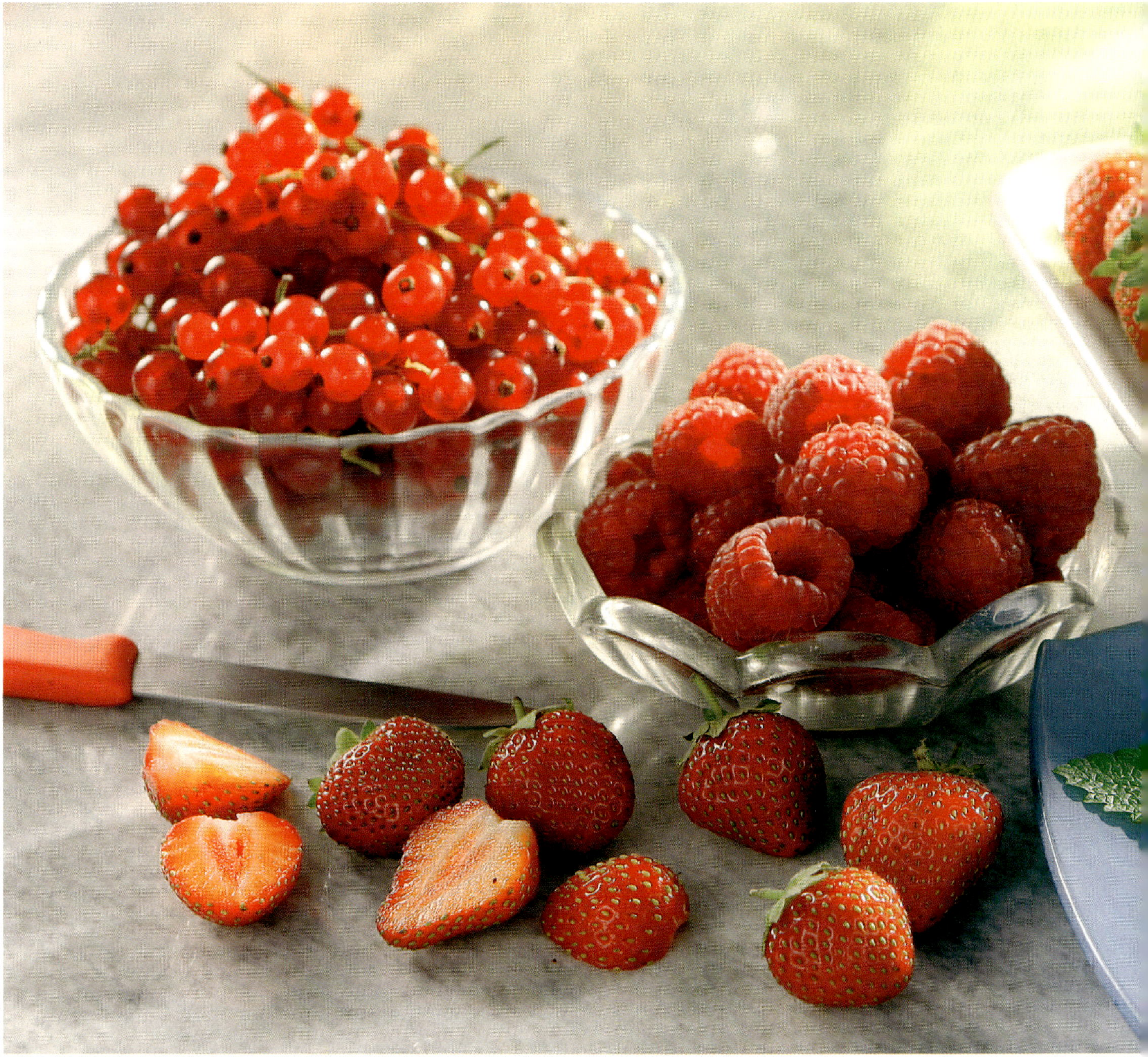

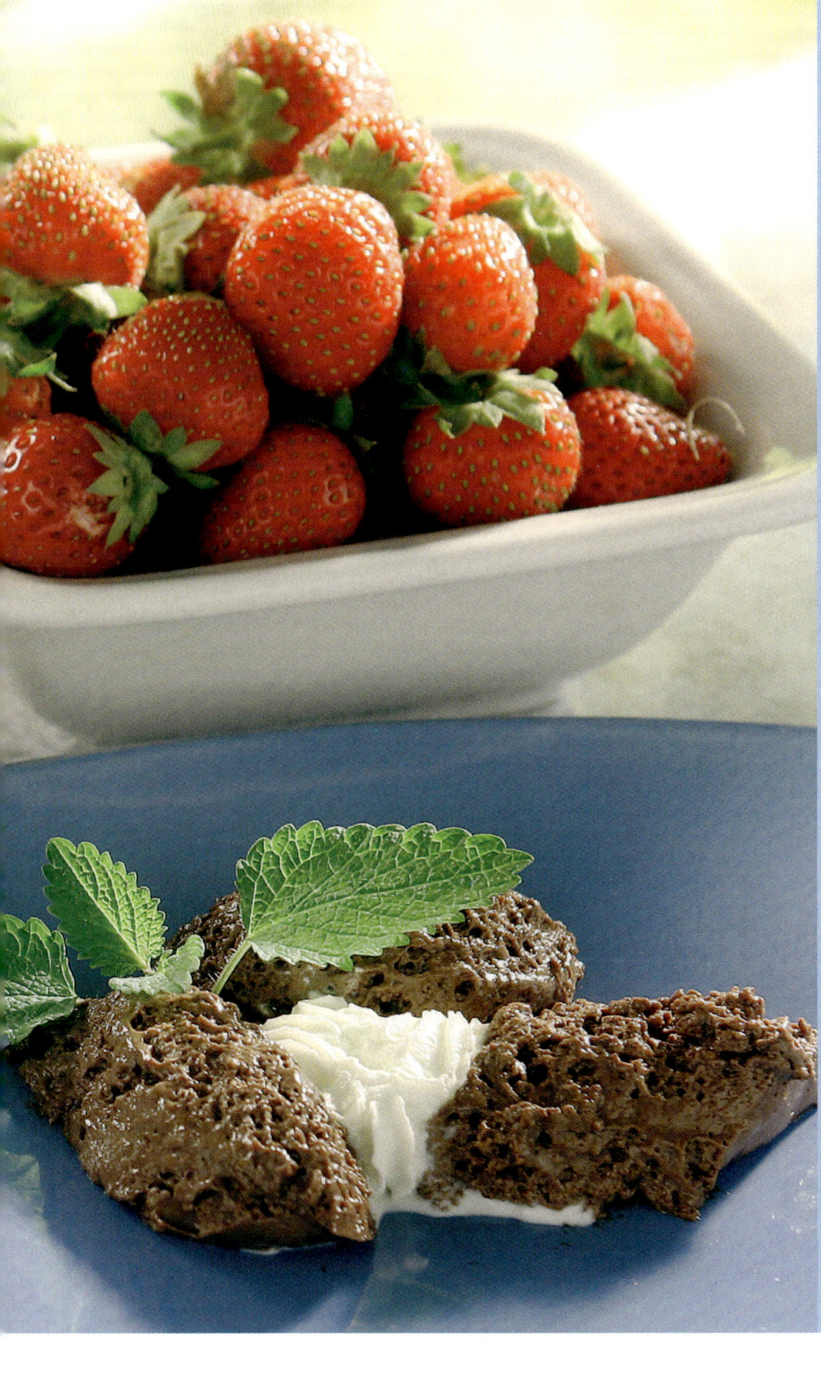

Desserts und Süßspeisen

Pflaumen-Crumble

Zarte Pflaumen und feine Streusel – die perfekte Kombination eines Desserts.

2–3 Portionen · preisgünstig

- 250 g Pflaumen
- 1 TL Zimt
- 50 g Zucker
- 50 g Butter
- 50 g Haferflocken
- 50 g Mehl (Type 550)

- Die Pflaumen abspülen, halbieren und entsteinen. Große Pflaumen vierteln. Eine Auflaufform mit Butter einfetten. Die Pflaumen dicht nebeneinander in die Form setzen. Mit Zimt und 2 Esslöffeln Zucker bestreuen. Backofen auf 200 Grad (Umluft 180 Grad, Gas Stufe 3) vorheizen.

- Die Butter schmelzen. Haferflocken, Mehl und den restlichen Zucker in eine Schüssel geben und vermischen. Die flüssige Butter hinzufügen und das Ganze zu Streuseln verkneten. Die Streusel über die Pflaumen streuen. Crumble auf der unteren Schiene etwa 30 Min. backen.

Nährwerte pro Portion:

350 kcal/1460 kJ, 4 g Eiweiß, 15 g Fett, 47 g Kohlenhydrate, 3 g Ballaststoffe

Bratäpfel mit Marzipan-Leinsamen-Füllung

Nicht nur lecker an Weihnachten – der Leinsamen unterstützt die Verdauung.

2 Portionen · preisgünstig

- 2 säuerliche Äpfel (z. B. Boskop)
- 1 TL Zitronensaft
- 20 g Rohmarzipan
- 1 EL Leinsamen
- 1/4 TL Zimt
- 5 g Butter

- Backofen auf 180 Grad (Umluft 160 Grad, Gas Stufe 3) vorheizen. Äpfel abspülen und das Kerngehäuse entfernen. Innen mit Zitronensaft beträufeln, außen mehrfach einstechen und in eine Auflaufform setzen.

- Für die Füllung Leinsamen im Wechsel mit Marzipan und Zimt in die Bratäpfel füllen. Mit Marzipan beginnen und abschließen. Auf jeden Bratapfel eine Prise Zimt streuen und ein Butterflöckchen setzen. Auf der mittleren Schiene 30 Min. backen, bis die Äpfel weich sind.

Nährwerte pro Portion:

160 kcal/640 kJ, 3 g Eiweiß, 8 g Fett, 18 g Kohlenhydrate, 4 g Ballaststoffe

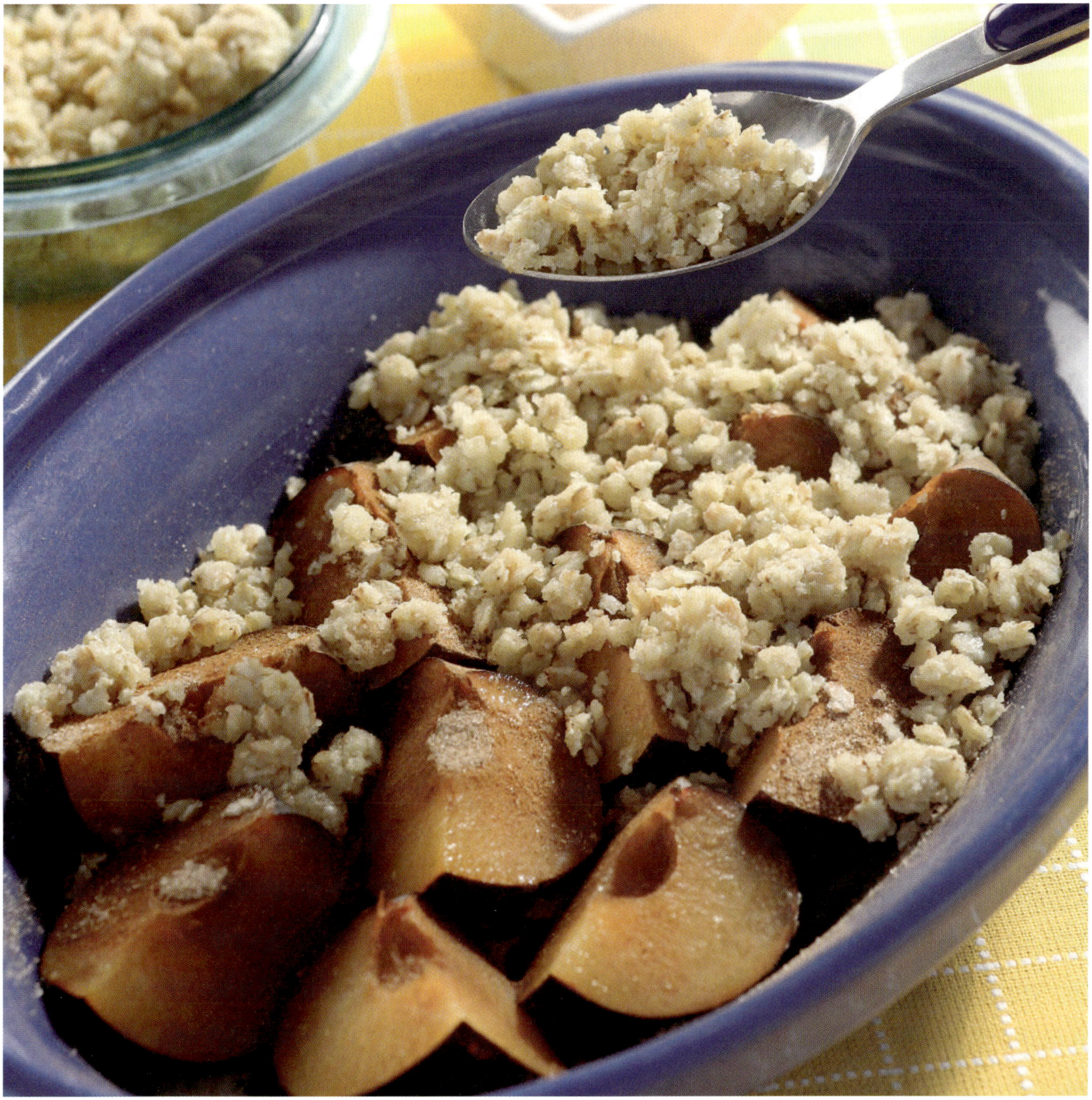

▲ Pflaumen-Crumble

Orangen-Grapefruit-Salat

Schön leicht und durch den Grand Marnier einfach köstlich.

2 Portionen · preisgünstig

1	Orange
1	Blutorange
1	rosa Grapefruit
2 EL	Grand Marnier
1 EL	Blütenhonig
2 TL	Pistazien, gehackt

- Die Orangen und Grapefruit so schälen, dass die weiße Haut ebenfalls entfernt wird. Den dabei austretenden Saft auffangen. Die Filets mit einem scharfen Messer aus den Trennhäuten scheiden.

- Fruchtfilets mit dem aufgefangenen Saft in eine Schüssel geben und mit dem Grand Marnier und dem Honig etwa 1 Stunde marinieren. Kurz vor dem Servieren mit den Pistazienkernen garnieren.

Nährwerte pro Portion:

140 kcal/600 kJ, 2 g Eiweiß, 3 g Fett, 20 g Kohlenhydrate, 3 g Ballaststoffe

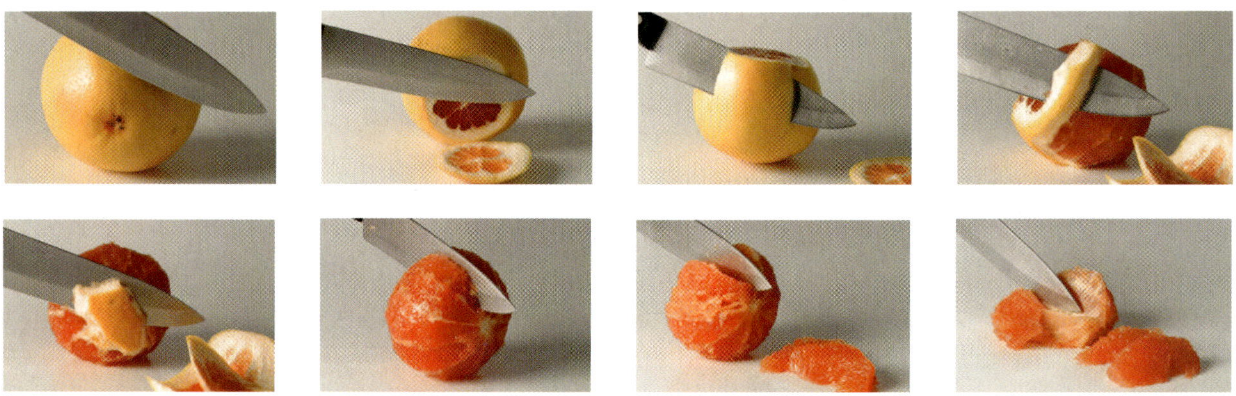

Fruchtsalat mit frischen Datteln

2–3 Portionen · geht schnell

2	Orangen
½	kleine Dose Ananas in Stücken
100 g	frische Datteln
100 g	Joghurt
	etwas Zimt
2 EL	Leinsamen

- Die Orangen so schälen, dass die weiße Haut ebenfalls entfernt wird. Den dabei austretenden Saft auffangen. Die Filets mit einem scharfen Messer aus den Trennhäuten scheiden.

- Die Datteln längs halbieren, den Kern entfernen und die Datteln in Streifen schneiden. Ananas abtropfen lassen. Orangen samt Saft mit Datteln und Ananas mischen und auf 2 Schalen verteilen. Joghurt, Zimt und Leinsamen verrühren und über den Obstsalat geben.

Nährwerte pro Portion:

190 kcal/810 kJ, 4 g Eiweiß, 4 g Fett, 34 g Kohlenhydrate, 7 g Ballaststoffe
(3 Portionen)

Westfälische Kirsch-Quark-Creme

4 Portionen · preisgünstig

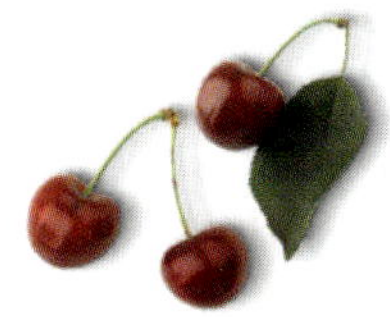

300 g	Schattenmorellen (aus dem Glas)
1 EL	Speisestärke
3 EL	Zucker
200 g	Sahne
250 g	Quark (20 % Fett)
6 EL	Milch
1	Päckchen Vanillezucker
50 g	Pumpernickel

- Die Kirschen abtropfen lassen, den Saft dabei auffangen. 125 ml Saft in einem kleinen Topf erwärmen. Zuvor 5 Esslöffel abnehmen und mit Speisestärke und 1 Esslöffel Zucker verrühren. Die Stärkemischung in den kochenden Kirschsaft geben. Einmal aufkochen lassen, die Kirschen hinzufügen und vom Herd nehmen.

- Die Sahne steif schlagen. Quark mit Milch, dem restlichem Zucker und Vanillezucker verrühren. ¾ der Sahne unterheben, die restliche Sahne kalt stellen. Pumpernickel zerkrümeln. Die Kirschen, Krümel und Quark abwechselnd in eine Servierschüssel einschichten.

- Mit den Kirschen beginnen und mit der Quarkmasse abschließen. Die restliche Sahne in einen Spritzbeutel mit Sterntülle geben und das Dessert mit Sahnetupfern und Pumpernickelkrümeln verzieren.

Nährwerte pro Portion:

320 kcal/1350 kJ, 5 g Eiweiß, 20 g Fett, 31 g Kohlenhydrate, 3 g Ballaststoffe

Erdbeersalat mit Pistaziensauce

Ein Dessert, das sich nicht nur allein wegen seiner leuchtenden Farben lohnt.

4 Portionen · gelingt leicht

500 g	Erdbeeren
1	unbehandelte Orange
2 EL	Ahornsirup
40 g	Pistazienkerne, ungesalzen
150 g	Joghurt

- Erdbeeren abspülen. Vier schöne Erdbeeren beiseite legen, die restlichen Früchte putzen und halbieren. Die Orange heiß abwaschen. Die Schale fein abreiben und den Saft auspressen. Beides mit 2 Esslöffeln Ahornsirup verquirlen und über die Erdbeeren träufeln. Die Früchte zugedeckt etwa 1 Stunde im Kühlschrank marinieren.

- 1 Esslöffel Pistazienkerne beiseite legen. Die restlichen Kerne durch die Mandelmühle drehen oder in einer elektrischen Kaffeemühle mahlen. Zusammen mit dem Joghurt und dem restlichen Ahornsirup kräftig aufschlagen.

- Die Pistaziensauce auf vier Teller verteilen, die marinierten Erdbeeren mit den Rundungen nach oben kranzförmig darauflegen. Die ganzen Erdbeeren in die Mitte setzen. Dann die restlichen Pistazienkerne grob hacken und über das Dessert streuen.

Tipp

Der Erdbeersalat schmeckt auch mit einer milden Marzipansauce ganz ausgezeichnet. Dafür etwa 50 g Marzipanrohmasse weich kneten und mit 2 Esslöffeln flüssigem Honig sowie 150 g süßer Sahne glatt rühren. Und anstelle von Erdbeeren können Sie auch Pfirsiche oder Aprikosen verwenden.

Nährwerte pro Portion:

160 kcal/680 kJ, 4 g Eiweiß, 7 g Fett, 19 g Kohlenhydrate, 4 g Ballaststoffe

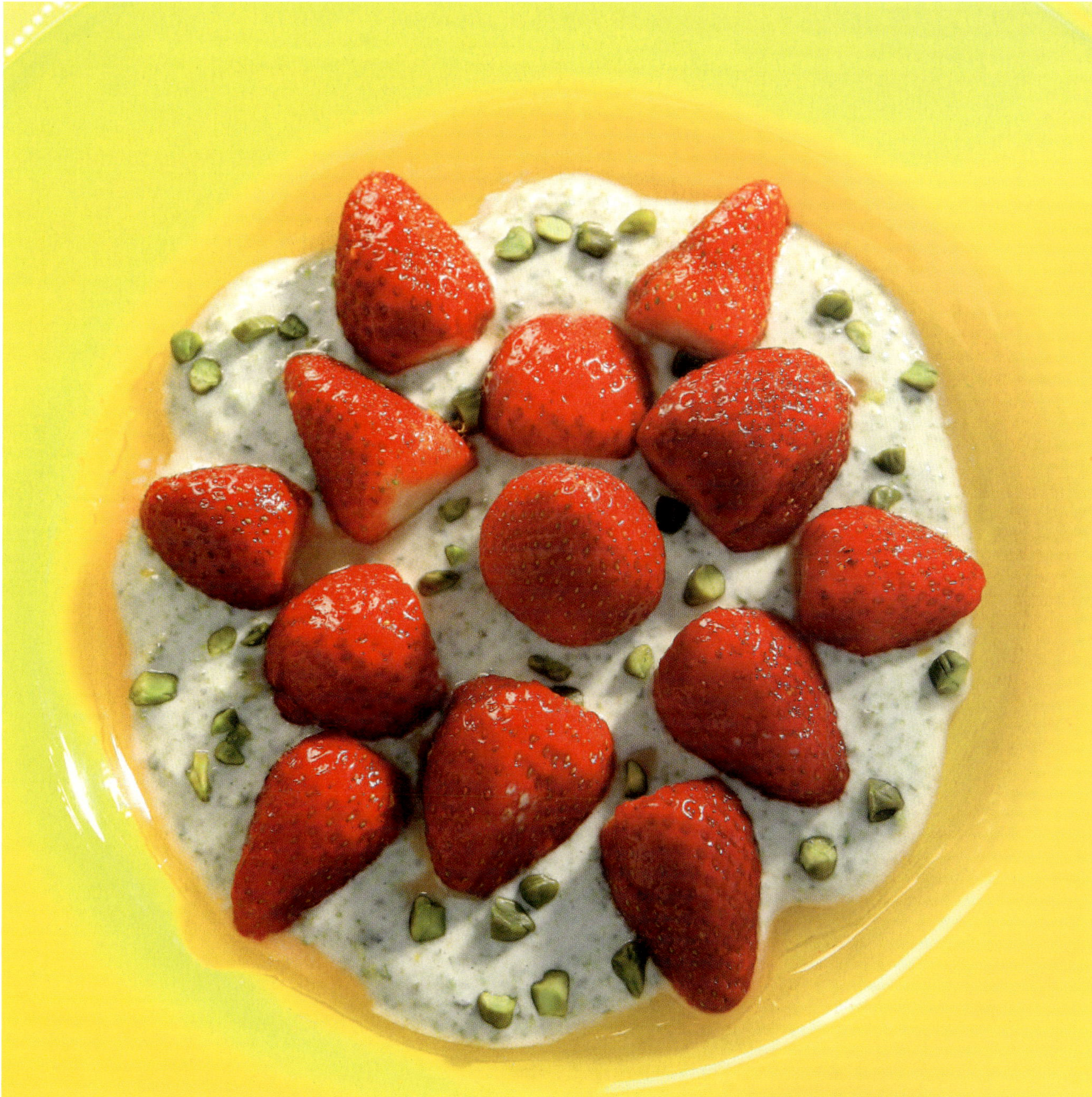

Mandel-Krokant-Creme mit Weintrauben

Eine Überraschung, die Ihre Gäste vom Hocker reißt und für gute Stimmung sorgt.

4 Portionen · geht schnell

2 TL Butter
50 g gemischte Getreideflocken
2 EL Mandeln, gehackt
1 EL Honig
200 g blaue Weintrauben
200 g grüne Weintrauben
4 EL ungesüßtes Mandelmus
350 g Speisequark (20 % Fett)
100 ml Milch
2 TL Zitronensaft

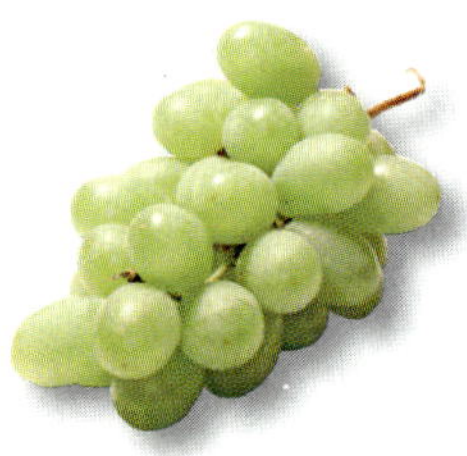

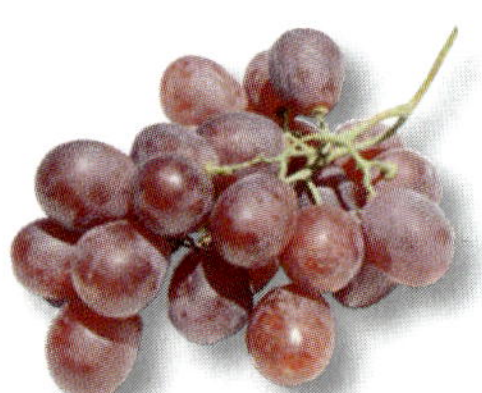

- Die Butter in einer beschichteten Pfanne bei mittlerer Hitze schmelzen lassen. Getreideflocken und Mandeln hinzufügen und beides unter Rühren knusprig rösten. Den Honig dazugeben und alles kurz karamellisieren. Die Pfanne von der Kochstelle nehmen und den Krokant auskühlen lassen.
- Inzwischen die Weintrauben abspülen, von den Stielen zupfen, mit einem spitzen Messer halbieren und die Kerne herauslösen. Das Mandelmus zum Quark geben und glatt rühren, dann nach und nach die Milch hinzufügen, sodass eine glatte Creme entsteht.
- Die Mandelcreme mit dem Zitronensaft abschmecken und in vier Dessertschälchen füllen. Die Weintrauben daraufgeben und alles mit dem Krokant bestreuen.

Tipp

Mandelmus können Sie in jedem Reformhaus oder Naturkostladen kaufen. Hat sich oben im Glas etwas Öl abgesetzt, ist dies kein Zeichen für Verderb. Es handelt sich dabei um das Mandelöl, das sich ganz natürlich von der Mandelcreme trennt. Rühren Sie das Mandelmus vor der Verwendung durch, dann mischen sich Creme und Fett wieder.

Nährwerte pro Portion:

290 kcal/1220 kJ, 15 g Eiweiß, 14 g Fett, 26 g Kohlenhydrate, 2 g Ballaststoffe

Pflaumencreme

Diese Creme ist super lecker – im Herbst jedoch haben Pflaumen Saison und dann schmeckt das Dessert besonders aromatisch.

- Die Pflaumen abspülen. Zwei schöne Früchte zum Garnieren beiseite legen. Die übrigen entsteinen und grob zerkleinern. Zusammen mit dem Grapefruitsaft, dem Zucker und der Zimtstange in einen Topf geben. Aufkochen und zugedeckt bei schwacher Hitze etwa 5 Min. köcheln lassen.

- Die Gelatine nach Packungsanweisung in kaltem Wasser einweichen. Die Zimtstange aus dem Kompott entfernen und die gekochten Pflaumen mithilfe eines Pürierstabes pürieren.

- Die Gelatineblätter ganz leicht ausdrücken, unter das heiße Pflaumenpüree rühren und darin auflösen. Den Joghurt unter das Pflaumenpüree rühren. Die Mischung kalt stellen, bis sie zu gelieren beginnt. Dann die Sahne steif schlagen und unter den Pflaumenjoghurt heben.

- Die Creme in Dessertschälchen füllen und etwa 3 Stunden kühl stellen. Zum Servieren die zwei Pflaumen halbieren und entsteinen. Die Früchte fächerartig einschneiden und ein wenig auseinander drücken. Die Pflaumenhälften auf die Creme legen und etwas Zimt darüberstäuben.

Nährwerte pro Portion:

190 kcal/800 kJ, 4 g Eiweiß, 11 g Fett, 17 g Kohlenhydrate, 2 g Ballaststoffe

4 Portionen · braucht etwas mehr Zeit

350 g	Pflaumen
50 ml	Grapefruitsaft
2 EL	Zucker
1	Zimtstange
4	Blatt weiße Gelatine
150 g	Joghurt
125 g	Sahne
	Zimt, gemahlen

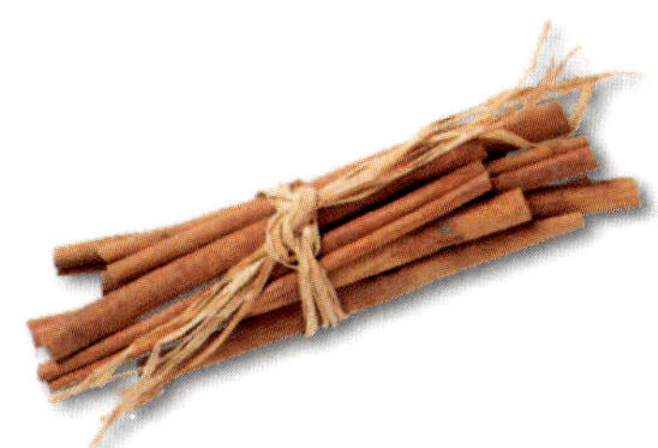

Blitzschnelles Beerensorbet

Figurfreundlich und zartschmelzend ... wer kann da widerstehen?

4 Portionen · geht schnell

250 g	gemischte Beeren (tiefgekühlt)
3–4 EL	Puderzucker
2 EL	Zitronensaft
1–2 EL	Himbeergeist
	Minzeblättchen zum Garnieren

- Alle Zutaten mit Ausnahme der Minzblättchen zusammen in die Schüssel der Küchenmaschine geben. Die Zutaten mit dem Messereinsatz zuerst kurz auf niedrigster Stufe, dann etwa 3 Min. auf höchster Stufe zu einem cremigen Sorbet verarbeiten.
- Aus dem Sorbet mithilfe eines Eisportionierers Kugeln formen und diese in hohe Dessertgläser geben. Das Sorbet mit den Minzeblättchen garnieren und sofort servieren.

Tipp

Wer mag, kann die Gläser auch mit Sekt auffüllen. Und wenn Sie keine Küchenmaschine besitzen, bereiten Sie dieses Sorbet einfach mit einem Pürierstab oder im Mixer zu.

Nährwerte pro Portion:

80 kcal/340 kJ, 1 g Eiweiß, 0 g Fett, 16 g Kohlenhydrate, 0,5 g Ballaststoffe

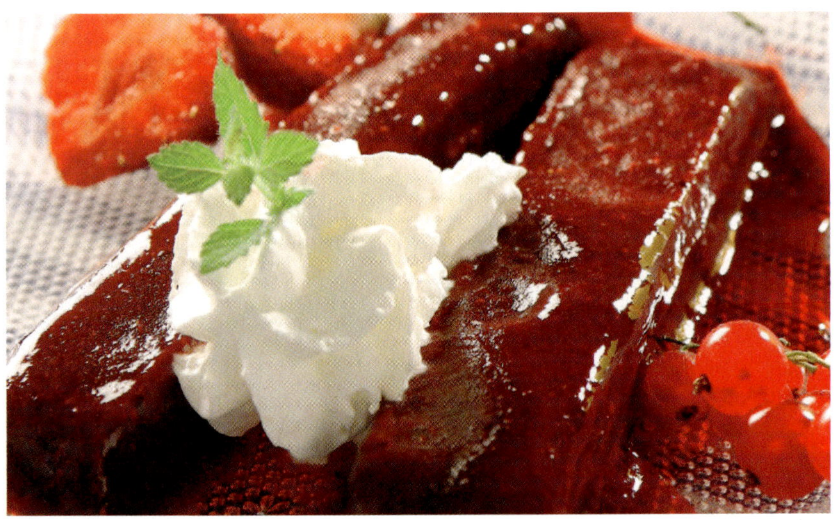

Beeren tun Ihrem Magen-Darm-Trakt gut

Gehören Sie auch zu den Menschen, die in den Sommermonaten nicht genug von den roten, violetten und blauen Beeren essen können? Prima: Die kleinen Früchtchen sind gesund. Sie unterstützen mit dem Verzehr von Beeren nicht nur Ihr Magen-Darm-System, sondern tun Ihrem Körper etwas Gutes.

So viel Gesundheit steckt in den roten Früchten

Erdbeeren, Himbeeren und Heidelbeeren schmecken nicht nur ausgezeichnet, sie enthalten auch reichlich Vitamine, Mineralstoffe, Spurenelemente und sekundäre Pflanzenstoffe. Beeren sind Spitzenreiter, wenn es um Vitamin C geht, aber auch Vitamin A und E sowie Eisen sind in ihnen enthalten. So stärken die roten Früchte das Abwehrsystem und unterstützen das körpereigene Immunsystem. Bakterien, Viren und Pilze können sich weniger leicht in unserem Organismus ansiedeln. Sekundäre Pflanzenstoffe wie Quercetin, Anthozyane, Ellagsäure oder Kampferol kämpfen gegen freie Radikale. Sie schützen Gefäße und gesunde Zellen und mindern das Risiko, an einem Herzinfarkt oder Krebs zu erkranken. Die Ballaststoffe regen die Verdauung an und entgiften den Darm.

Beeren für den Magen-Darm-Trakt

Neben Ballaststoffen stecken in Beeren auch sekundäre Pflanzenstoffe, die vor einigen Magen-Darm-Leiden schützen. Brom- und Himbeeren liefern insbesondere entzündungshemmende Stoffe. Sie sorgen auf natürliche Weise für eine intakte Schleimhaut im Magen-Darm-Trakt. Die Gerbstoffe in Erdbeeren helfen bei Verdauungsstörungen wie beispielsweise Blähungen und Durchfall. Außerdem sind sie besonders kaliumreich. Kalium spielt eine besonders große Rolle bei einer gesunden Verdauung. Ist der Kaliumhaushalt im Dickdarm gestört, kann dies die Ursache für chronische Verstopfungen sein. Johannisbeeren helfen bei Darmerkrankungen. Ihre Gerbstoffe und Salicylsäure wirken im Darm desinfizierend. Die sekundären Pflanzenstoffe sollen laut einigen Studien sogar vor Dickdarmkrebs schützen. Heidelbeeren helfen bei Infektionen im Allgemeinen und besonders bei Magen-Darm-Beschwerden unbestimmter Art. Die Gerbstoffe wie beispielsweise Tannine wirken entzündungshemmend und antibakteriell. Essen Sie viel frisches Beerenobst oder nehmen Sie die Rezepte als Anregung für den Verzehr von mehr Beerenobst.

Tipps zum Einkaufen und Lagern

Achten Sie beim Kauf auf einheimische Früchte. Die importierten Früchte sind häufig mit Pestiziden, Herbiziden oder Insektiziden belastet. Beeren sind besonders empfindliche Früchtchen. Sie sollten keine Druckstellen haben, dabei trocken und luftig verpackt sein. Sonst ärgern Sie sich zu Hause, dass ein Großteil nicht mehr zu gebrauchen ist. Kaufen Sie Beeren immer frisch. Im Notfall lassen sie sich ungewaschen ein bis zwei Tage im Gemüsefach Ihres Kühlschranks aufbewahren.

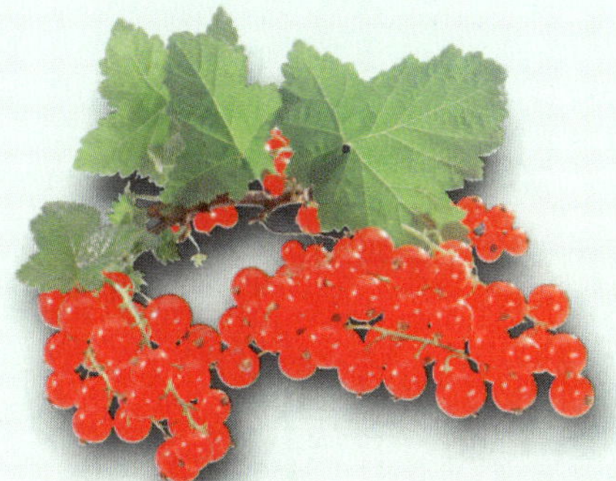

Mohnspätzle mit heißen Kirschen

Mohn eignet sich nicht nur als Kuchenfüllung, und Spätzle schmecken auch süß. Ob Mohnliebhaber oder Spätzlefan – probieren Sie diese Kombination unbedingt aus.

4 Portionen · braucht etwas mehr Zeit

50 g	Mohn, fein gemahlen
2	Eier
175 g	Weizenmehl, Type 405
	Salz
750 g	Sauerkirschen
400 ml	Orangensaft
1	Zimtstange
1 EL	Speisestärke
1	unbehandelte Zitrone
3 EL	Zucker

- Den Mohn zusammen mit den Eiern, 6 Esslöffeln Wasser, dem Mehl und 1 Prise Salz zu einem glatten Teig verrühren. Diesen zugedeckt etwa 30 Min. quellen lassen. Die Kirschen abspülen und entsteinen.
- Den Orangensaft zusammen mit den Kirschen und der Zimtstange in einen großen Topf geben und aufkochen lassen. Die Speisestärke mit wenig Wasser glatt rühren und in den Topf gießen. Alles gründlich verrühren, nach Geschmack süßen und kurz köcheln lassen, bis die Stärke bindet.
- Den Topf von der Kochstelle ziehen. Die Zitrone heiß abwaschen. Die Zitronenschale fein abreiben, den Saft auspressen und beides zu den Kirschen geben. Das Kompott warm halten. Reichlich leicht gesalzenes Wasser in einem großen Topf zum Kochen bringen.
- Den Spätzleteig durchrühren und ihn durch einen Spätzlehobel drücken. Die Spätzle kurz kochen lassen, bis sie an der Oberfläche schwimmen. Mit einer Schaumkelle aus dem Wasser heben und gut abtropfen lassen. Auf Tellern verteilen und jeweils etwas Kirschkompott daraufsetzen.

Variante: Anstelle von frischen Kirschen können Sie auch zwei Gläser Schattenmorellen verwenden. Dann ist der Zucker überflüssig, und Sie können anstelle des Orangensaftes auch den Kirschsaft verwenden und die Kirschen mit abgeriebener unbehandelter Orangenschale abschmecken.

Nährwerte pro Portion:

430 kcal/1810 kJ, 12 g Eiweiß, 10 g Fett, 70 g Kohlenhydrate, 6 g Ballaststoffe

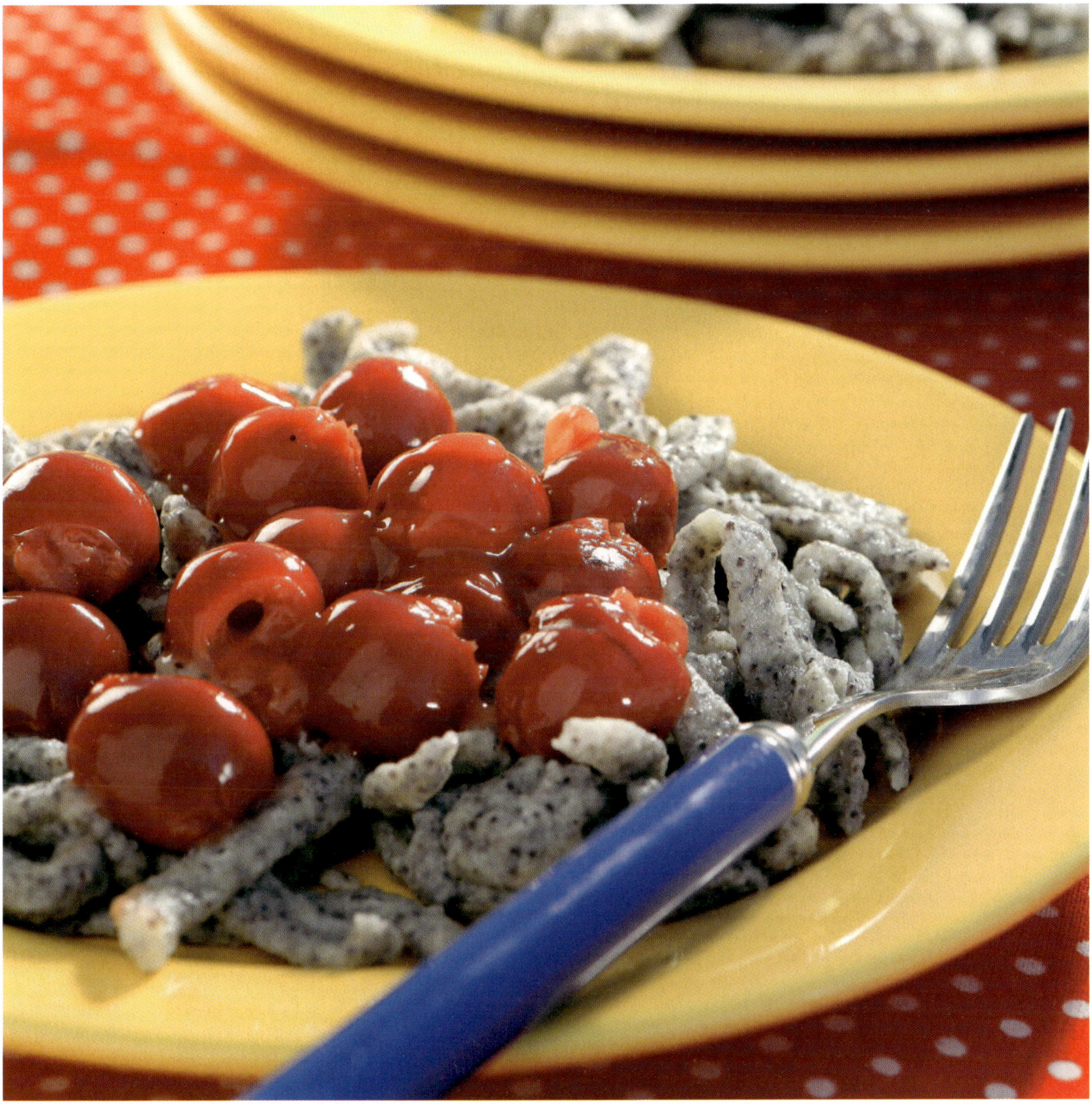

Reisauflauf mit Rhabarberkompott

Wenn es wieder frischen Rhabarber gibt, weiß man, dass der Sommer nicht fern ist.

€ 2 Portionen · preisgünstig

350 ml	Milch
80 g	Milchreis
1 TL	abgeriebene Zitronenschale
1 Pr.	Salz
2	Eier
40 g	Vanillezucker
20 g	Butter
500 g	Rhabarber
1/8 l	trockener Weißwein
2 EL	Zucker
1 EL	Speisestärke
3 EL	Orangensaft

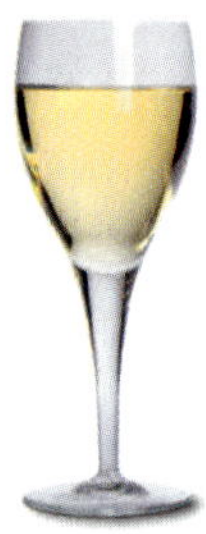

- Die Milch zum Kochen bringen. Reis, Zitronenschale und Salz zugeben und etwa 30 Min. quellen lassen. Die Eier trennen. Eigelb, Vanillezucker und Butter schaumig rühren und den etwas abgekühlten Milchreis untermengen. Die Eiweiße zu Schnee schlagen und diesen vorsichtig unterheben.

- Die Reismasse in eine gefettete Auflaufform geben und im Backofen bei 180 Grad (Umluft 160 Grad, Gas Stufe 2) etwa 30 Min. backen. Für das Kompott den Rhabarber schälen und in 3 cm lange Stücke schneiden, mit dem Wein und Zucker in einen Topf geben und weich kochen. Stärke mit dem Orangensaft verrühren, zum Rhabarber geben und noch einmal kurz aufkochen. Zum Reisauflauf servieren.

Nährwerte pro Portion:

350 kcal/1490 kJ, 9 g Eiweiß, 15 g Fett, 40 g Kohlenhydrate, 3 g Ballaststoffe

MEHR WISSEN

Kleine Warenkunde: Rhabarber

In der Küche wird Rhabarber wie Obst behandelt, doch seine Staudenform macht ihn botanisch gesehen zum Gemüse. Rhabarber isst man nie roh, sondern immer gekocht als Kompott, als Konfitüre, Tortenbelag oder Saft. Bei den Arten heutzutage ist Schälen kaum noch nötig. Es reicht aus, vom Stielende her die gröbsten Fasern abzuziehen. Wegen der blutreinigenden und entschlackenden Wirkung eignet sich Rhabarber besonders für einen Frühjahrsputz des Körpers. Rhabarber selbst hat zwar nur wenig Kalorien, doch da er sehr sauer ist, muss zum Rezept Zucker hinzugefügt werden.

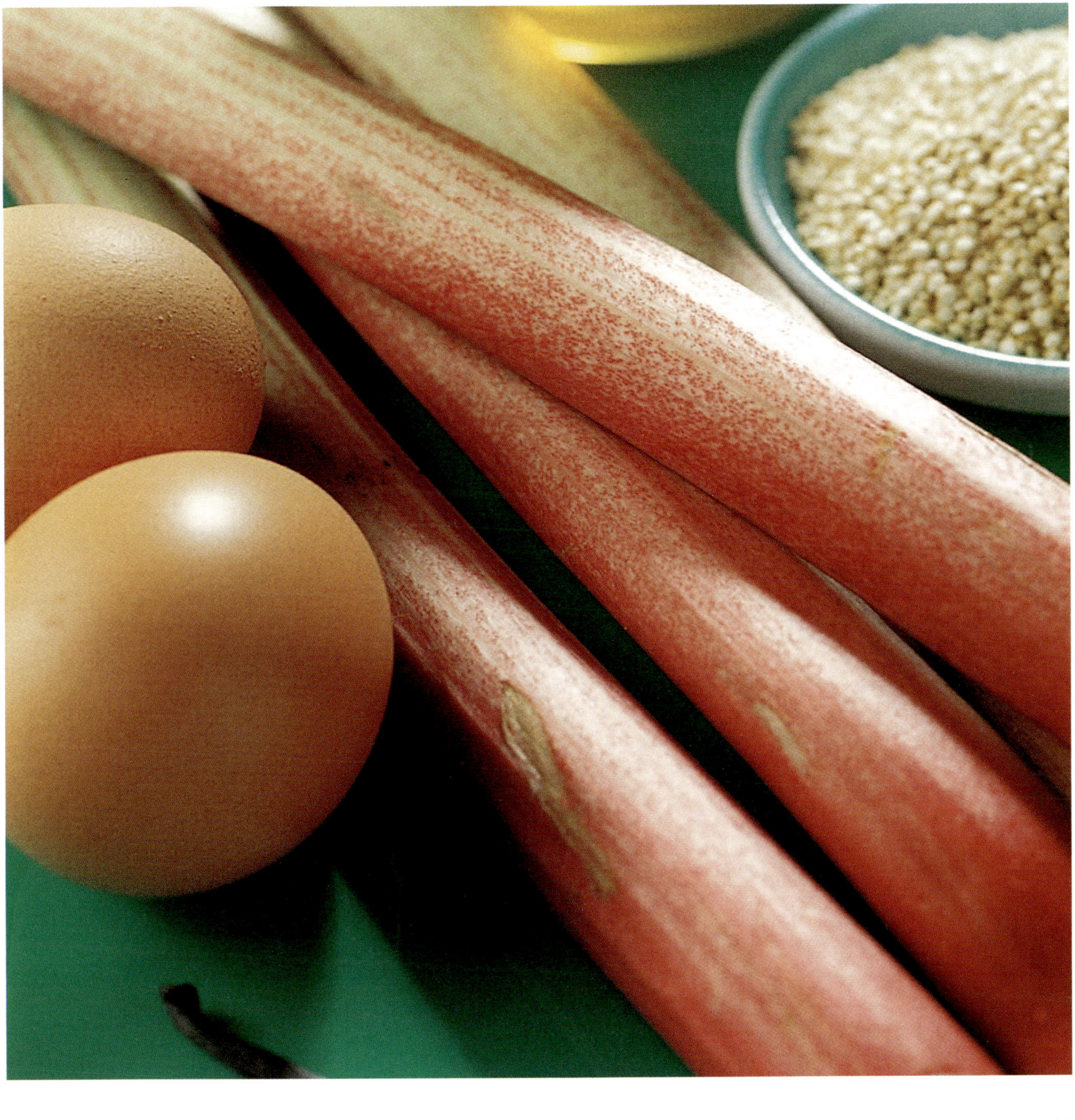

Kaiserschmarrn

Diese österreichische Spezialität schmeckt nicht nur auf der Skihütte. Verwöhnen Sie sich kaiserlich mit diesem Gericht aus der k.&k.-Zeit.

2 Portionen · preisgünstig

40 g	Mandelstifte
40 g	Rosinen
3 EL	Rum
4	Eier
3 EL	Zucker
1	Päckchen Vanillezucker
1 Pr.	Salz
100 g	Weizenmehl (Type 1050)
200 ml	Milch
20 g	Butter
	Puderzucker
	Zimt

- Die Mandelstifte ohne Fett in einer beschichteten Pfanne goldgelb rösten und abkühlen lassen. Die Rosinen kalt abspülen, abtropfen lassen und in dem Rum marinieren. Die Eier trennen. Die Eiweiße steif schlagen, dabei 1 Esslöffel Zucker hineinrieseln lassen.

- Die Eigelbe mit dem übrigen Zucker, dem Vanillezucker und dem Salz sehr cremig rühren. Das Mehl und die Milch unter die Eigelbcreme rühren und anschließend die Rosinen mit der Flüssigkeit und die Mandelstifte untermischen. Den Eischnee vorsichtig unterheben.

- Die Butter in einer großen beschichteten Pfanne zerlassen. Den Teig in die Pfanne gießen und bei milder Hitze auf der unteren Seite goldbraun backen. Den Pfannkuchen mit zwei Gabeln in grobe Stücke zerpflücken. So lange weiterbacken, bis die Stücke goldbraun sind. Den Kaiserschmarrn auf Tellern anrichten, mit Puderzucker und Zimt bestreuen und möglichst heiß servieren.

Nährwerte pro Portion:

390 kcal/1640 kJ, 14 g Eiweiß, 19 g Fett, 36 g Kohlenhydrate, 3 g Ballaststoffe

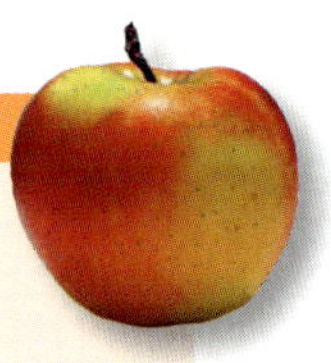

SO WIRD'S GEMACHT

Lecker zum Kaiserschmarrn

Zum Kaiserschmarrn passt Apfelkompott sehr gut. Eine andere beliebte Beilage ist auch Zwetschgenröster, eine österreichische Spezialität. Dafür werden etwa 600 g reife, feste Zwetschgen abgespült, halbiert und entsteint. 50 g Zucker in einer Pfanne goldbraun karamellisieren lassen. Die Zwetschgen dazugeben und bei mittlerer Hitze verrühren. Wenn der Zwetschgensaft auszutreten beginnt, etwas Zimtpulver sowie 1 Teelöffel abgeriebene Zitronenschale über die Früchte streuen. Das Obst dann noch etwa 10 Min. köcheln lassen.

Gebratene Grießnocken mit Preiselbeer-Orangen-Kompott

Himmlisch, die zarten Grießnocken zusammen mit den Früchten.

- Milch und Zucker verrühren und aufkochen lassen. Die Hitze reduzieren, den Grieß hineingeben. Bei schwacher Hitze in etwa 5 Min. ausquellen und abkühlen lassen. Die Orange heiß abwaschen. Die Schale fein abreiben und den Saft auspressen. Die Preiselbeeren mit der Orangenschale und dem Orangensaft glatt rühren.

- Das Ei trennen. Das Eigelb zusammen mit der Butter unter den abgekühlten Grießbrei rühren. Das Eiweiß steif schlagen und vorsichtig unter den Grießbrei heben. Die Semmelbrösel auf einen Teller geben. Die Butter in einer großen beschichteten Pfanne aufschäumen lassen.

- Von dem Grießbrei mit zwei Esslöffeln 8 bis 12 große Nocken abstechen. Diese in den Semmelbrösel wenden und im heißen Fett rundherum goldbraun braten. Die Grießnocken zusammen mit den Preiselbeeren anrichten. Mit Zimt bestäuben und sofort servieren.

Nährwerte pro Portion:

270 kcal/1110 kJ, 6 g Eiweiß, 10 g Fett, 37 g Kohlenhydrate, 3 g Ballaststoffe

€ 2 Portionen · preisgünstig

250 ml	Milch
2 EL	Zucker
70 g	Weizenvollkorngrieß
1	unbehandelte Orange
150 g	Preiselbeerkompott (aus dem Glas)
1	Ei
1 EL	Butter
3 EL	Semmelbrösel
2 EL	Butter
	Zimt

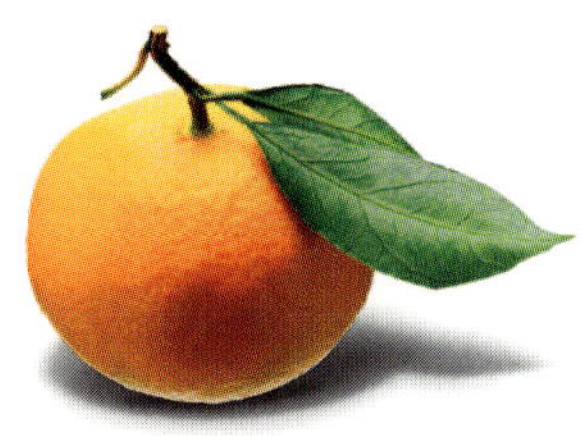

MEHR WISSEN

Kleine Warenkunde: Orangen

Viele Menschen klagen nach dem Genuss von Orangensaft oder Orangen über Magenprobleme. Dies hängt mit dem Säuregehalt der Früchte zusammen und mit der Möglichkeit, dass sie Säure locken. Orangen sind wichtige Vitamin-C-Lieferanten und sollten daher bei Magenproblemen im Speiseplan nicht fehlen. Meist werden Orangen bzw. Orangensaft gut vertragen, wenn man sie zusammen mit anderem Obst verzehrt oder ein paar Schmelzflocken in den Saft rührt.

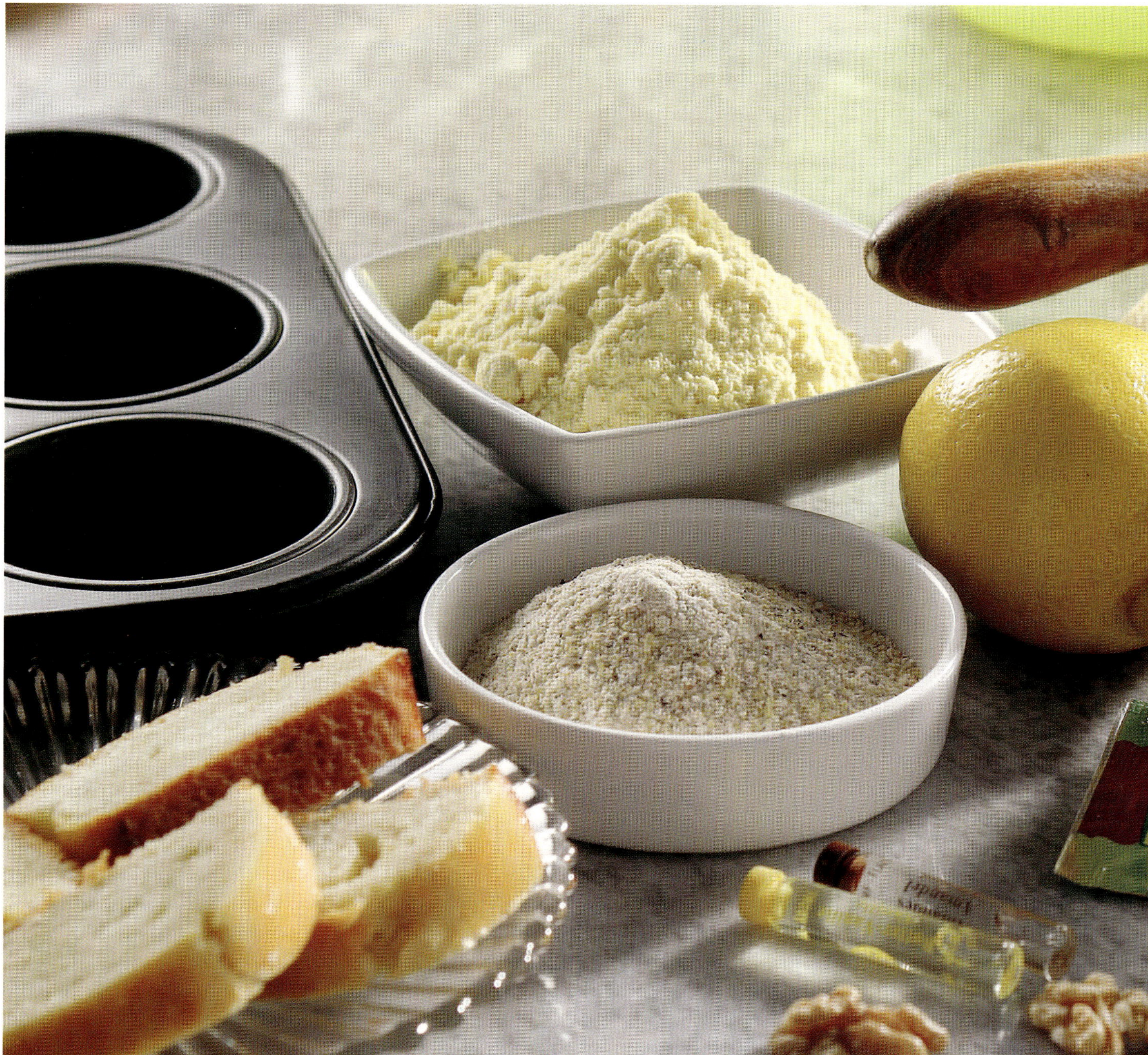

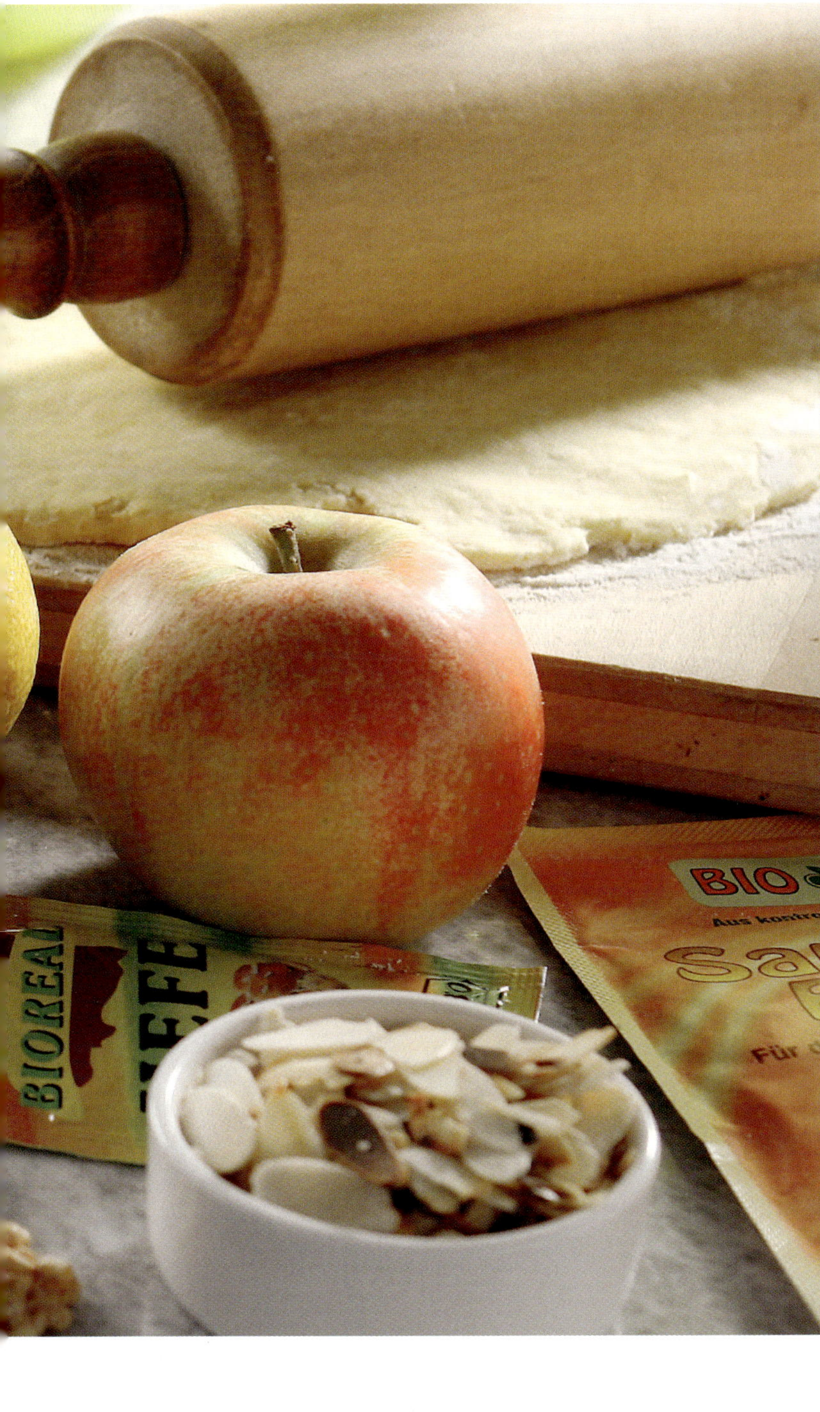

Kuchen, Gebäck und Brot

Apfelkuchen mit Leinsamen

Auf der Suche nach einem Lieblingskuchenrezept? Dieser Apfelkuchen schafft's bestimmt in die Top Ten.

12 Stücke · gelingt leicht

275 g	Butter
5	Eier
75 g	Zucker
150 g	Mehl (Type 1050)
1/2 TL	Backpulver
1	unbehandelte Zitrone
700 g	säuerliche Äpfel
1	Päckchen Vanillepuddingpulver
30 g	geschälter Leinsamen
50 g	Puderzucker

- Den Ofen auf 175 Grad (Umluft 150 Grad, Gas Stufe 2) vorheizen. Eine Springform mit Butter einfetten, den Boden mit Backpapier auslegen und den Rand bemehlen. 150 g Butter schmelzen und anschließend leicht abkühlen lassen. 2 Eier mit dem Zucker cremig rühren.

- Mehl mit dem Backpulver mischen und unter die Eimasse heben. Die flüssige Butter unterrühren. Den Teig in die Form streichen, dabei mit einem Löffel einen 4 cm hohen Rand formen. Den Teig in der Form kühl stellen.

- Die Zitrone abspülen, die Schale abreiben, anschließend halbieren und den Saft auspressen. Die Äpfel schälen, vierteln, vom Kerngehäuse befreien und längs in dünne Schnitze schneiden. Mit Zitronensaft beträufeln.

- 125 g Butter mit dem Puderzucker und dem Vanillepuddingpulver cremig rühren. Die restlichen 3 Eier trennen. Eigelbe und Zitronenschale unter die Buttermischung rühren. Die Eiweiße steif schlagen und unterheben. Die Leinsamen hinzufügen.

- Die Apfelscheiben mit der Creme vermischen und in die vorbereitete Form füllen. Den Kuchen im Backofen auf mittlerer Schiene etwa 1 Stunde backen. Den Kuchen abkühlen lassen, aus der Form nehmen und mit Puderzucker bestäuben.

Nährwerte pro Portion:

340 kcal/1420 kJ, 5 g Eiweiß, 23 g Fett, 27 g Kohlenhydrate, 3 g Ballaststoffe

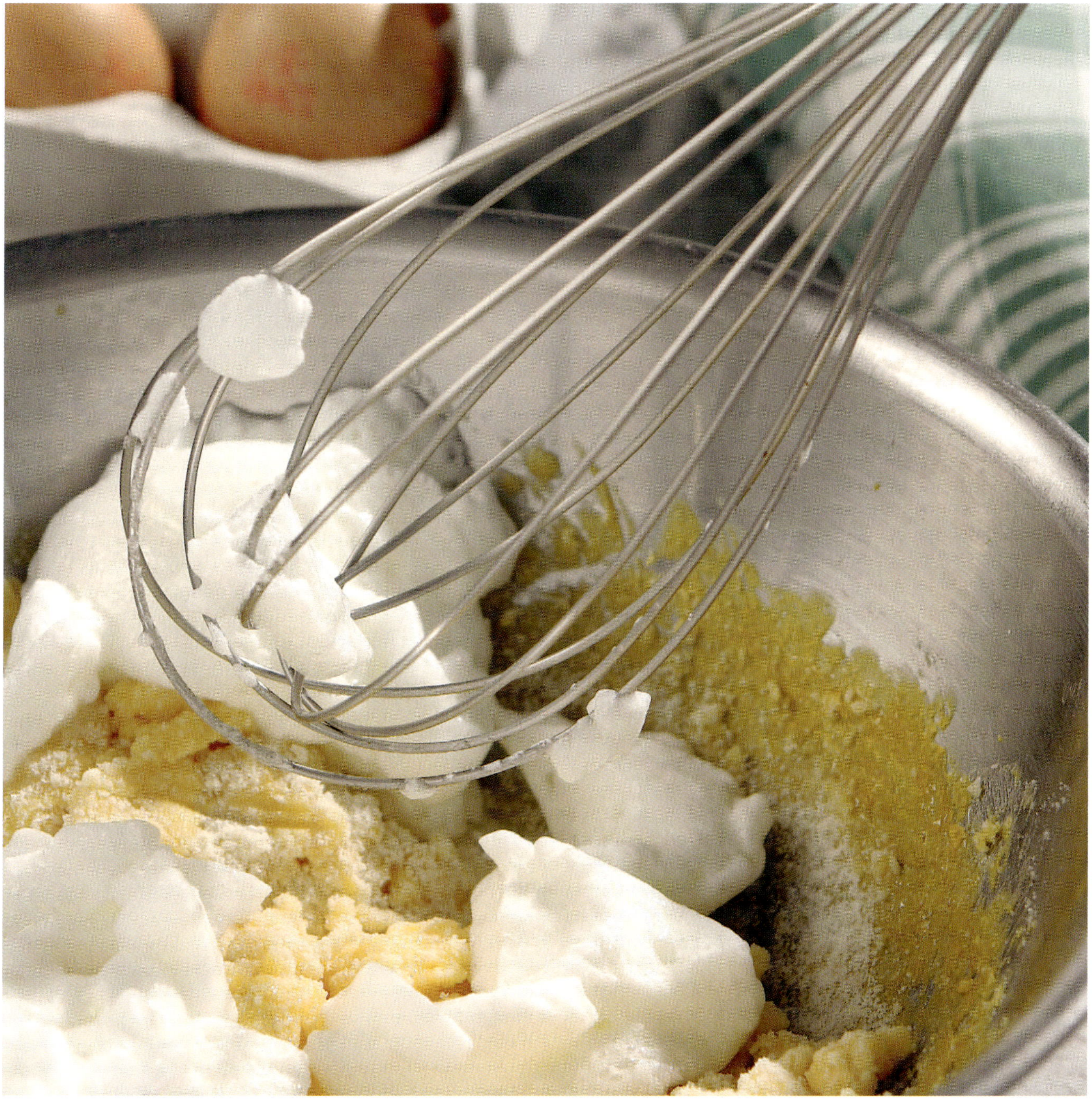

Erdbeer-Yogurette-Torte

Nicht nur in der Erdbeerzeit schmeckt dieser erfrischende Kuchen.

12 Stücke · braucht etwas mehr Zeit

3	Eier
100 g	Zucker
1	Päckchen Vanillezucker
80 g	Weizenmehl mit Keimling
750 g	Erdbeeren
2	Tafeln Yogurette Erdbeere (à 100 g)
4	Blatt weiße Gelatine
300 g	Joghurt
250 g	Magerquark
25 g	Zucker
200 g	Sahne

- Den Backofen auf 200 Grad (Umluft 170 Grad, Gas Stufe 3) vorheizen. Eine Springform (Ø etwa 26 cm) mit Backpapier auslegen. Die Eier mit dem Zucker und Vanillezucker schaumig schlagen. Das Mehl auf die Eimasse sieben und unterheben.

- Den Teig in die Form füllen, gleichmäßig verteilen und etwa 15 Min. auf mittlerer Schiene backen und auskühlen lassen. Die Erdbeeren abspülen und putzen. Etwa ein Drittel der Erdbeeren beiseite stellen, die restlichen in kleine Stücke schneiden. Die Schokoriegel in etwa ½ cm dicke Scheiben schneiden.

- Die Gelatine in kaltem Wasser einweichen. Den Joghurt mit dem Quark und dem Zucker verrühren. Die Gelatine ausdrücken und in einem Topf bei niedriger Hitze auflösen. Etwas von der Joghurt-Quark-Masse unter die Gelatine geben und danach die Gelatine unter die restliche Joghurt-Quark-Masse rühren.

- Die Sahne steif schlagen und unter die Joghurt-Quark-Masse heben. Die Erdbeerstücke und die Schokoriegelscheiben ebenfalls unterheben. Den ausgekühlten Biskuitboden auf eine Kuchenplatte legen. Einen Tortenring um den Boden legen und die Sahnemasse darauf verteilen. Die Torte etwa 3 Stunden kühl stellen. Vor dem Servieren die Torte mit den Erdbeeren garnieren.

Tipp

Falls Sie keine Yogurette bekommen, können Sie auch 1 ½ Tafeln Vollmilchschokolade verwenden. Diese werden einfach kleingehackt.

Nährwerte pro Portion:

240 kcal/1000 kJ, 8 g Eiweiß, 9 g Fett, 31 g Kohlenhydrate, 1 g Ballaststoffe

Gugelhupf

Ein Klassiker und immer noch gern gesehen beim Kaffeeklatsch.

- Die Rosinen heiß abspülen und abtropfen lassen. Die Butter in einem kleinen Topf zerlassen. Das Mehl in eine Schüssel geben, eine Mulde hineindrücken und die Hefe hinzufügen. Den Honig dicht neben der Hefe einfließen lassen. Salz, Ei, Zitroback und Butter an den Rand der Schüssel geben.

- Die lauwarme Milch in und um die Mulde gießen. Dann mit den Knethaken des Handrührgeräts alles zu einem glatten Teig verarbeiten, bis er Blasen wirft. Die Rosinen und die Mandeln unter den Teig arbeiten. Die Gugelhupfform (Ø 24 cm) einfetten und mit Mehl bestäuben.

- Den Teig einfüllen und zugedeckt etwa 40 Min. gehen lassen, bis er sein Volumen fast verdoppelt hat. Den Backofen auf 180 Grad (Umluft 160 Grad, Gas Stufe 2) vorheizen. Den Gugelhupf auf mittlerer Schiene etwa 1 Stunde backen. Auskühlen lassen und mit dem Puderzucker bestäuben.

Nährwerte pro Portion:
260 kcal/1100 kJ, 6 g Eiweiß, 15 g Fett, 27 g Kohlenhydrate, 4 g Ballaststoffe

12 Stücke · braucht etwas mehr Zeit

200 g	Rosinen
250 g	Butter
500 g	Weizenvollkornmehl
1	Päckchen Trockenhefe (7 g)
120 g	Honig
1 Pr.	Salz
4	Eier
150 ml	lauwarme Milch
80 g	Mandeln, gehackt
1 TL	Zitroback
2 EL	Puderzucker zum Bestäuben

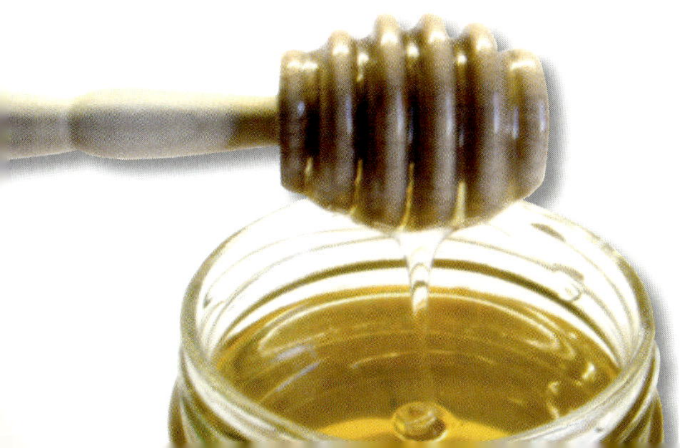

Rotwein-Brot-Kuchen

Sie werden staunen über diese feine Kombination, vereint in einem Kuchen.

12 Stücke · braucht etwas mehr Zeit

- 125 g Mischbrot
- 2 EL Rum
- 6 Eier
- 200 g Zucker
- 60 g Zitronat
- 50 g Korinthen
- 125 g Mandeln, gemahlen
- 1 TL Zimt
- 1 Msp. Muskatnuss, frisch gerieben
- 1 Msp. Nelken, gemahlen
- 1/8 l Rotwein
- 1 EL Zucker
- 2 EL Johannisbeergelee
- 100 g Puderzucker

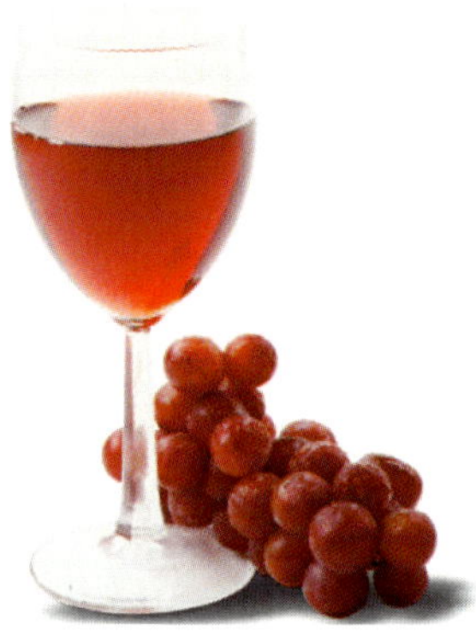

- Das Graubrot reiben und in einer beschichteten Pfanne hellbraun rösten, anschließend mit Rum beträufeln. 4 Eier trennen. Die Eigelbe mit den restlichen Eiern und dem Zucker schaumig rühren. Das Zitronat sehr fein hacken. Zusammen mit den Korinthen, Mandeln und Gewürzen zu den Krümeln geben.

- Den Backofen auf 200 Grad (Umluft 170 Grad, Gas Stufe 3) vorheizen. Zwischen den Böden und dem Rand einer Springform (Ø 26 cm) Backpapier einspannen. Den Rand einfetten. Die Eiweiße steif schlagen. Den Eischnee zusammen mit der Brotmischung unter die Eigelbmasse heben.

- Den Teig in die Form füllen und sofort auf mittlerer Schiene etwa 40 Min. backen. Den Rotwein erwärmen und den Zucker darin auflösen. Den noch warmen Kuchen damit beträufeln.

- Wenn der Kuchen vollständig ausgekühlt ist, das Johannisbeergelee erwärmen und damit den Kuchen bestreichen. Anschließend den Puderzucker sieben und mit 2 Esslöffeln zu einem zähen Guss verrühren. Mit diesem den Kuchen überziehen.

Nährwerte pro Portion:

270 kcal/1150 kJ, 6 g Eiweiß, 9 g Fett, 39 g Kohlenhydrate, 2 g Ballaststoffe

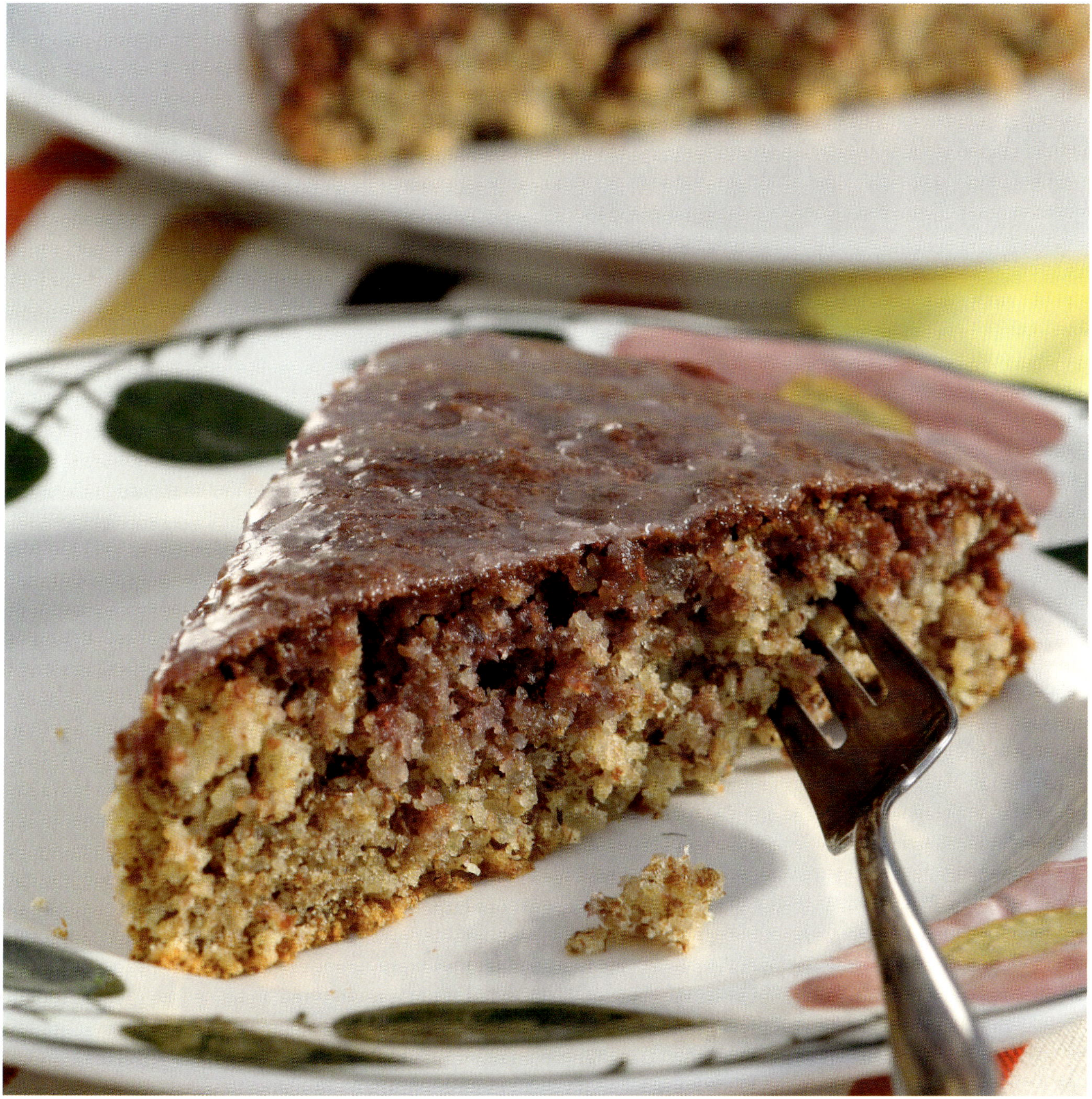

Schokostreuselkuchen

Prima für Kinder und perfekt für Schokomonster!

1 Blech · preisgünstig

300 g	Margarine
175 g	Zucker
2	Päckchen Vanillezucker
4	Eier
300 g	Weizenmehl (Type 550)
3 TL	Backpulver
300 ml	Eierlikör
150 g	Schokoladenstreusel
	Puderzucker

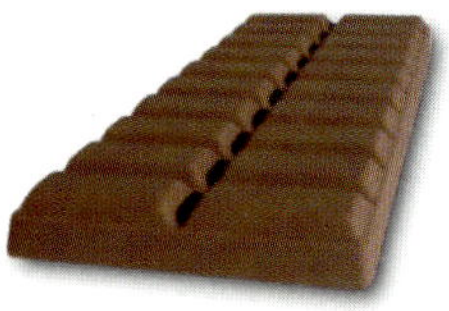

- Den Backofen auf 180 Grad (Umluft 150 Grad, Gas Stufe 2) vorheizen. Ein Backblech einfetten und bemehlen. Magarine, Zucker und Vanillezucker schaumig rühren. Die Eier nach und nach unterrühren.
- Das Mehl und Backpulver mischen und abwechselnd mit dem Eierlikör unter den Teig rühren. Die Schokoladenstreusel hinzufügen. Den Teig auf das Blech streichen und auf der mittleren Schiene etwa 25 Min. backen. Nach dem Auskühlen mit Puderzucker bestäuben.

Nährwerte pro Portion:

290 kcal/1220 kJ, 4 g Eiweiß, 16 g Fett, 29 g Kohlenhydrate, 1 g Ballaststoffe

Karottenkuchen

Der Karottenkuchen ist so saftig, dass er sich gut aufbewahren lässt.

12 Stücke · preisgünstig

250 g	Karotten
180 ml	Sonnenblumenöl
4	Eier
150 g	Zucker
1 Pr.	Salz
200 g	Mehl (Type 550)
2 TL	Backpulver
2 TL	Zimt
80 g	Haselnüsse, gemahlen

- Die Karotten putzen, schälen und fein reiben. Das Öl zusammen mit den Eiern und dem Zucker schaumig schlagen. Den Backofen auf 200 Grad (Umluft 170 Grad, Gas Stufe 3) vorheizen. Zwischen dem Boden und dem Rand einer Springform (Ø 26 cm) Backpapier einspannen. Den Rand einfetten.
- Das Mehl mit dem Backpulver und Zimt mischen. Zusammen mit den Haselnüssen und den Karotten unter die Masse heben. Den Teig in die Springform füllen und sofort auf mittlerer Schiene etwa 1 Stunde backen. Den Kuchen auskühlen lassen und aus der Springform lösen.

Nährwerte pro Portion:

340 kcal/1430 kJ, 5 g Eiweiß, 23 g Fett, 28 g Kohlenhydrate, 2 g Ballaststoffe

Gutes aus dem Korn

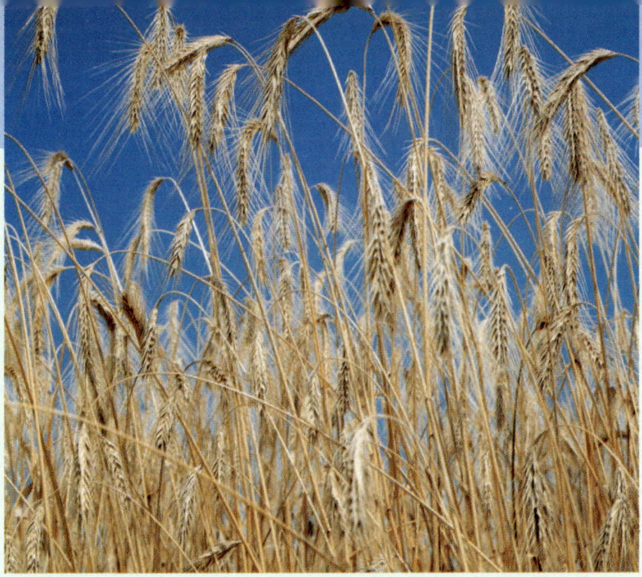

Bestimmt ist Ihnen bekannt, dass Vollkornmehl wesentlich gesünder ist als weißes Mehl der Type 405. Denn: Je höher die Typenzahl, umso mehr Ballaststoffe, Mineralstoffe und B-Vitamine enthält das Mehl. Vollkornmehl hat den höchsten Ballaststoff-, Mineralstoff- und B-Vitamin-Gehalt. Sie können es bereits gemahlen kaufen, oder aber Sie lassen sich im Reformhaus oder Bioladen Weizenkörner frisch zu Mehl mahlen.

Was sagt die Typenzahl?

Die Mehltype gibt den Mineralstoffgehalt eines Mehls in mg pro 100 g Mehl an. Die Mehltype 405 hat also einen Mineralstoffgehalt von 405 mg pro 100 g Mehl. Die Mehltypen stehen in Beziehung zum Ausmahlungsgrad. Je höher der Ausmahlungsgrad, desto höher ist der Mineralstoffgehalt und damit die Mehltype. Ein hoher Ausmahlungsgrad bedeutet, dass das Korn fast vollständig vermahlen wird und alle Ballaststoffe, Vitamine und Mineralstoffe enthält. Vollkornmehl hat den höchsten Ausmahlungsgrad und ist somit dem ganzen Korn am nächsten. Es trägt keine Typenzahl, da der Mineralstoffgehalt im Getreide schwankt und daher nicht genau festgelegt werden kann. Auf der Packung steht lediglich „Vollkornmehl".

Schrittweise zum Vollkornkuchen

Trotz des Wissens um den hohen Gesundheitswert von Vollkornmehl fällt es vielen schwer, sich von der Gewohnheit, mit Weißmehl zu backen, zu trennen. Steigen Sie deshalb langsam um. Mehl der Type 550 ist schon ein bisschen gesünder als das herkömmliche Weizenmehl. Geschmacklich und äußerlich werden Sie im Vergleich zum Weißmehl keinen Unterschied feststellen. Nachdem Sie dies eingesetzt haben, versuchen Sie es mal mit dem dunklen Weizenmehl Type 1050. Dieses Mehl lässt den Kuchen schon etwas dunkler und reicher an „guten" Inhaltsstoffen werden. Jedoch werden Sie überrascht sein, dass sich geschmacklich noch gar nicht so viel verändert hat. Nun ist es nur noch ein kleiner Schritt hin zum Vollkornmehl. Und mit der Zeit werden Sie den Unterschied zwischen hellem und dunklem Mehl gar nicht mehr als unangenehm wahrnehmen – im Gegenteil, Sie werden den vollen, nussigen Geschmack des dunklen Mehls nicht mehr missen wollen.

Ein bisschen experimentieren

Sie können auch ohne weiteres ein bisschen experimentieren und verschiedene Mehltypen mischen. Die in den Rezepten angegebenen Mehlsorten lassen sich in der Regel problemlos untereinander austauschen. Falls Ihnen dann einmal ein Rühr- oder Hefeteig sehr fest wird, was bei der Verwendung von Vollkornmehl nicht ungewöhnlich ist – dieses Mehl kann einfach mehr Flüssigkeit aufnehmen –, geben Sie noch ein bisschen Milch hinzu. Es ist ganz einfach – Sie müssen sich nur trauen. Nicht nur bei den Rezepten in diesem Buch, sondern auch bei Ihren Familienrezepten ist der Austausch von hellem Mehl zu dunkleren Mehlen gewünscht. Jedoch immer nur Weizenmehl oder Dinkelmehl verwenden; mit allen anderen Mehlsorten lässt sich nur sehr schwer backen.

Rote-Grütze-Kuchen

Ein fruchtiger Genuss, der auch ohne große Backerfahrung gut gelingt.

1 Blech · gelingt leicht

Teig:

200 g	Sahne
4	Eier
250 g	Zucker
1	Päckchen Vanillezucker
1 TL	Zitroback
1 Pr.	Salz
300 g	Weizenmehl Type 550
1	Päckchen Backpulver

Belag:

125 g	Butter
4 EL	Milch
100 g	Mandelblättchen
100 g	Leinsamen, geschält
1 kg	rote Grütze

- Den Backofen auf 200 Grad (Umluft 170 Grad, Gas Stufe 3) vorheizen. Ein tiefes Backblech einfetten und bemehlen. Die Sahne mit den Eiern, 150 g Zucker, Vanillezucker, Zitroback und Salz verrühren. Das Mehl und das Backpuvler mischen und löffelweise hinzufügen.

- Den Teig auf das Blech streichen, gleichmäßig verteilen und etwa 10 Min. auf der mittleren Schiene backen. Inzwischen die Butter zerlassen und den restlichen Zucker und die Milch unterrühren. Kurz aufkochen lassen. Mandeln und Leinsamen untermengen.

- Zuerst die Rote Grütze, dann die Mandel-Leinsamen-Masse als Kleckse auf dem Kuchen verteilen. Den Kuchen weitere 20 Min. backen, auskühlen lassen und dann in Stücke schneiden.

Nährwerte pro Portion:

240 kcal/1000 kJ, 5 g Eiweiß, 12 g Fett, 26 g Kohlenhydrate, 4 g Ballaststoffe

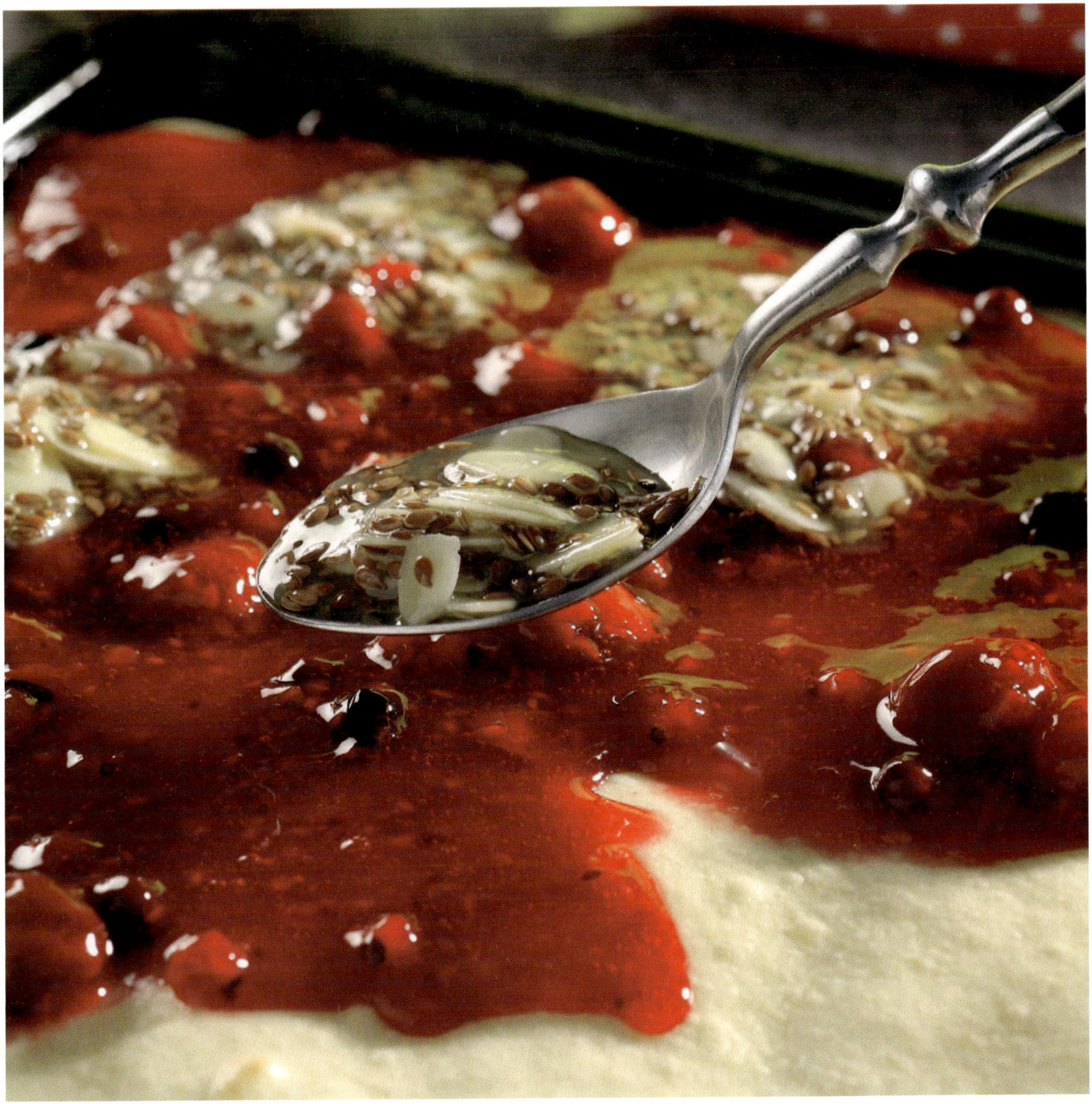

Kefir-Mandarinen-Schnitten

Das leuchtende Orange der Mandarinen zaubert im Nu die Sonne auf Ihren Kaffeetisch.

1 Blech · braucht etwas mehr Zeit

Teig:

- 125 g Margarine
- 125 g Zucker
- 1 Päckchen Vanillezucker
- 4 Eier
- 200 g Weizenmehl (Type 550)
- 1 Päckchen Backpulver
- 5 EL Kakao
- 1 TL Rum

Belag:

- 3 Dosen Mandarinen (je 320 ml)
- 10 Blatt weiße Gelatine
- 500 ml Kefir
- 150 g Zucker
- 200 g Sahne
- 1 EL Grand Manier

- Den Backofen auf 180 Grad (Umluft 150 Grad, Gas Stufe 2) vorheizen. Ein tiefes Backblech einfetten und bemehlen. Margarine, Zucker und Vanillezucker schaumig rühren. Die Eier nach und nach unterrühren. Mehl, Backpulver und Kakao mischen und mit dem Rum unter den Teig rühren.

- Den Teig auf das Backblech streichen und auf der mittleren Schiene im Ofen etwa 25 Min. backen und auskühlen lassen. Für den Belag die Mandarinen abtropfen lassen und den Saft dabei auffangen. Die Gelatine in kaltem Wasser etwa 10 Min. einweichen. Kefir, Zucker und 4 Esslöffel Mandarinensaft verrühren.

- Gelatine ausdrücken, in einem Topf bei kleiner Hitze unter Rühren auflösen und unter die Kefirmasse rühren. Die Sahne steif schlagen. Grand Manier und die Mandarinen zusammen mit der Sahne unter die Kefir-Creme heben. Die Creme auf dem Boden verteilen und den Kuchen vor dem Servieren etwa 4 Stunden kühl stellen.

Nährwerte pro Portion:

230 kcal/960 kJ, 4 g Eiweiß, 10 g Fett, 28 g Kohlenhydrate, 1 g Ballaststoffe

Haselnuss-Schoko-Muffins

16 Stück · geht schnell

2	Eier
120 ml	Rapsöl
200 ml	Buttermilch
100 g	Honig
50 g	Zucker
200 g	Weizenvollkornmehl
80 g	kernige Haferflocken
100 g	Haselnüsse, gehackt
100 g	Schokolade, gehackt
1 TL	Backpulver
1 TL	Natron

- Den Backofen auf 180 Grad (Umluft 160 Grad) vorheizen. In die Vertiefungen eines Muffinblechs Papierförmchen hineinsetzen. Die Eier mit dem Öl, der Buttermilch, dem Honig und Zucker in eine Schüssel geben und miteinander verrühren.

- Das Mehl mit Haferflocken, Haselnüssen, Schokolade, Backpulver und Natron mischen. Unter die Eier-Öl-Mischung rühren, bis ein glatter Teig entsteht. Den Teig in die Förmchen füllen. Die Muffins auf mittlerer Schiene etwa 20 Min. backen, etwa 5 Min. im Blech abkühlen lassen, dann herausnehmen und auf einem Kuchengitter auskühlen lassen.

Nährwerte pro Portion:

240 kcal/980 kJ, 5 g Eiweiß, 16 g Fett, 18 g Kohlenhydrate, 4 g Ballaststoffe

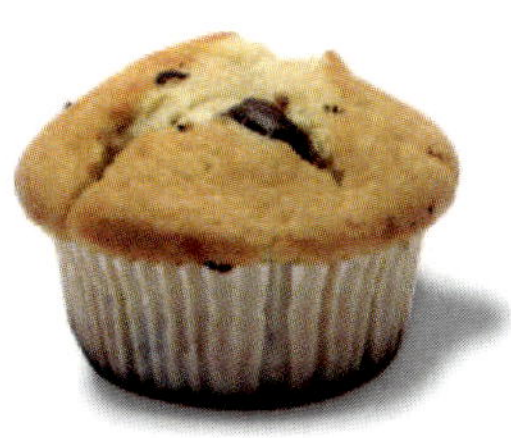

Müslischnitten

1 Blech · gelingt leicht

4	Äpfel
2 EL	Zitronensaft
200 g	Butter
200 g	Honig
50 g	Zuckerrübensirup
4	Eier
1	Päckchen Backpulver
2 EL	Weizenvollkornmehl
200 g	Haferflocken
200 g	Müslimischung
100 g	Rosinen
100 g	Haselnüsse, grob gehackt

- Den Backofen auf 200 Grad (Umluft 175 Grad, Gas Stufe 3) vorheizen. Die Äpfel schälen, vom Kerngehäuse befreien und in ½ bis 1 cm große Stücke schneiden. Mit Zitronensaft beträufeln. Die Butter schmelzen. Mit dem Honig, dem Rübensirup und den Eiern verrühren.

- Das Backpulver mit dem Mehl vermischen und mit den übrigen Zutaten und den Äpfeln verrühren. Ein Blech einfetten und bemehlen. Den Teig auf das Blech streichen. Auf mittlerer Schiene im vorgeheizten Backofen etwa 25 Min. backen. Den Kuchen etwas abkühlen lassen und in etwa 20 Stücke schneiden.

Nährwerte pro Portion:

260 kcal/1090 kJ, 5 g Eiweiß, 14 g Fett, 29 g Kohlenhydrate, 3 g Ballaststoffe

Magenbrot

Der Name verrät's schon: Zimt und Nelken machen Magenbrot besonders bekömmlich; außerdem ist es sehr fettarm.

ca. 60 Stücke · braucht etwas mehr Zeit

Teig:

- 250 g Honig
- 250 g Zucker
- 500 g Mehl
- 1 TL Zimt
- 1/4 TL Nelken, gemahlen
- 50 g Orangeat
- 50 g Zitronat
- 50 g Haselnüsse, gehackt
- 1 1/2 TL Hirschhornsalz
- 125 ml Milch

Glasur:

- 300 g Zucker
- 35 g dunkle Schokolade

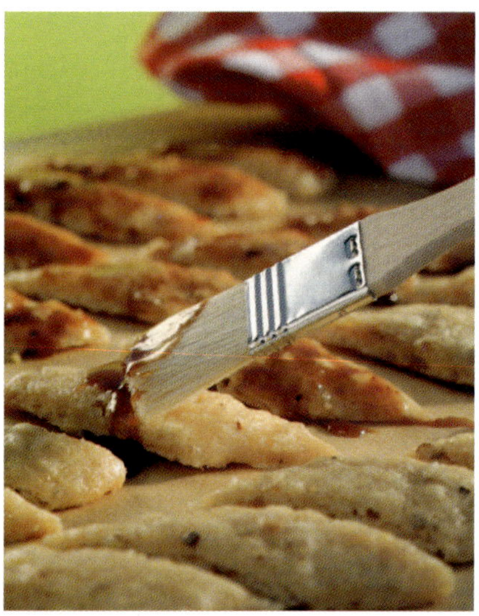

- Honig und Zucker leicht erwärmen. Die restlichen Zutaten, bis auf das Hirschornsalz und die Milch, in eine Schüssel geben und mischen. Das Hirschhornsalz mit der Milch anrühren, zusammen mit dem Honig zur Mehlmischung geben und verkneten. Zugedeckt bei Zimmertemperatur über Nacht stehen lassen.

- Den Backofen auf 180 Grad vorheizen. Den Teig in 8 gleichgroße Teile schneiden. Diese mit angefeuchteten Händen zu 2 cm dicken Rollen formen und mit mindestens 4 cm Abstand auf ein mit Backpapier belegtes Blech legen. Die Teigrollen etwa 15 Min. auf mittlerer Schiene backen. Nach dem Abkühlen schräg in 2 cm dicke Scheiben schneiden.

- Für die Glasur den Zucker mit 100 ml Wasser aufkochen und 2 bis 3 Min. unter Rühren weiterkochen. Die Schokolade hacken, hinzugeben und schmelzen lassen. Das Magenbrot mit der heißen Glasur beträufeln, sodass alle Stücke gut bedeckt sind. Auf dem Backpapier trocknen lassen. Das Magenbrot in verschließbaren Blechdosen aufbewahren.

Tipp

Eine zu dünn geratene Glasur überzieht das Magenbrot nur schlecht. Kochen Sie die Glasur einfach etwas ein. Mit einer zu dick geratenen Glasur funktioniert es ebenso wenig: Verdünnen Sie die Glasur mit etwas Wasser und erwärmen Sie sie ein weiteres Mal.

Nährwerte pro Portion:

90 kcal/370 kJ, 1 g Eiweiß, 1 g Fett, 19 g Kohlenhydrate, 0,5 g Ballaststoffe

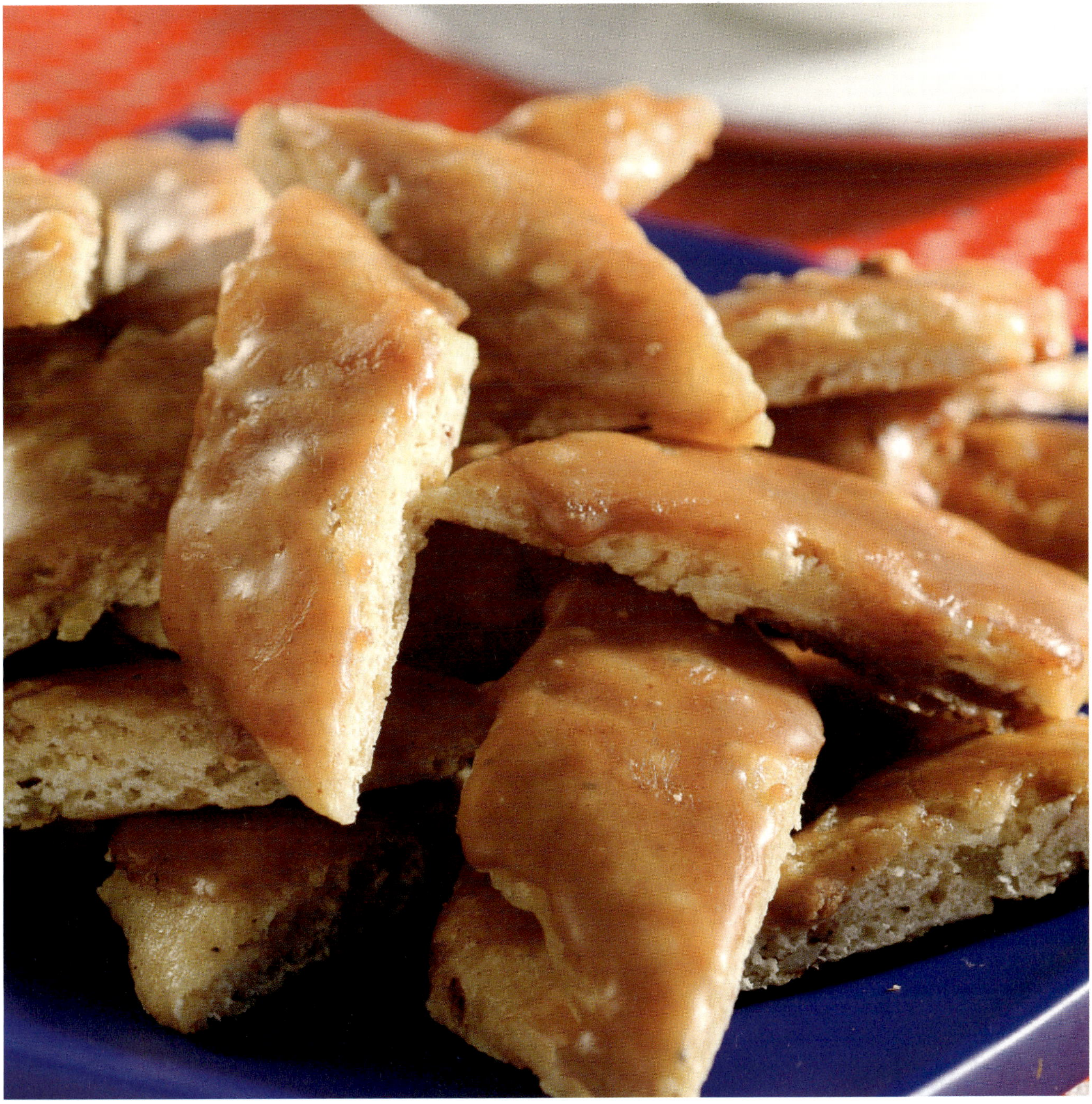

Dinkel-Buttermilch-Brot

Lust zu backen? Kein Problem, selbst Anfänger überfordert dieses Brot nicht.

18 Scheiben · preisgünstig

400 g	helles Dinkelmehl (Type 630)
100 g	kernige Haferflocken
1	Päckchen Trockenhefe
1 EL	Zucker
350 g	Buttermilch
1 TL	Salz

- Mehl und Haferflocken in eine Schüssel geben und in die Mitte eine Mulde drücken. Die Hefe und den Zucker hineingeben. Die Buttermilch leicht erwärmen und mit dem Salz zum Teig geben. Mit dem Knethaken des Handrührgeräts so lange verkneten, bis sich der Teig vom Rand löst.
- Den Hefeteig an einem warmen Ort gehen lassen, bis er sein Volumen verdoppelt hat. Erneut durchkneten, zu einem länglichen Brotleib formen und unter einem Geschirrtuch erneut gehen lassen. Den Backofen auf 200 Grad (Umluft 180 Grad, Gas Stufe 3–4) vorheizen.
- Eine mit Wasser gefüllte, feuerfeste Schale auf den Boden des Backofens stellen. Den Brotleib auf ein mit Backpapier belegtes Backblech setzen. Die Oberfläche mehrmals tief einschneiden. Mit etwas Wasser bestreichen, mit Haferflocken bestreuen und auf mittlerer Schiene etwa 30 Min. backen.

Tipp

Bevor Sie das Brot aus den Backofen nehmen, machen Sie eine Garprobe. Klopfen Sie gegen den Brotlaib: Klingt es hohl, dann ist das Brot fertig gebacken.

Nährwerte pro Portion:

100 kcal/440 kJ, 4 g Eiweiß, 2 g Fett, 19 g Kohlenhydrate, 3,0 g Ballaststoffe

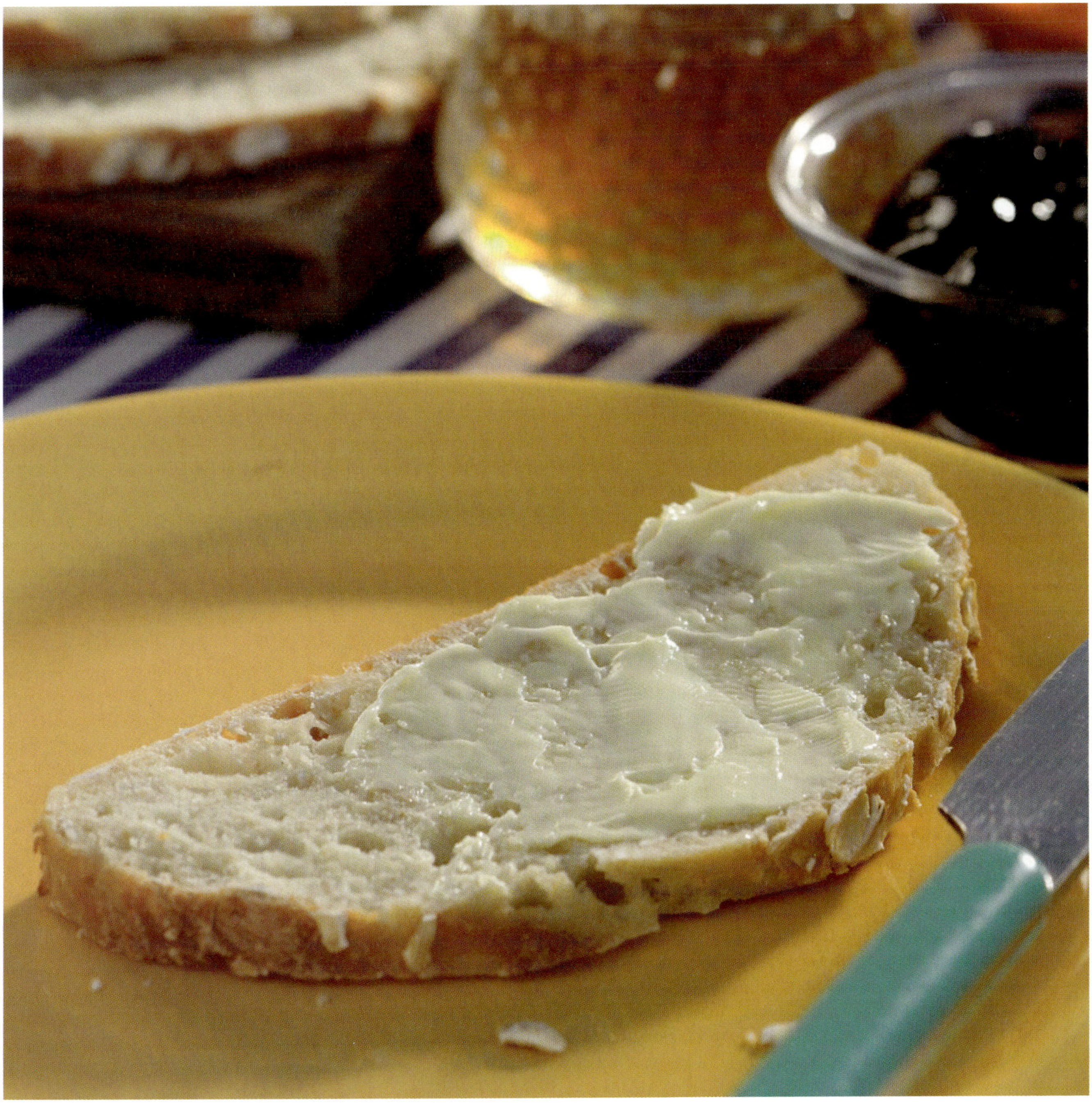

Grünkernschrotbrot

Hirse und Grünkern machen dieses Brot besonders locker und zusätzlich mineralstoffreich.

18 Scheiben · preisgünstig

100 g	Grünkernschrot
350 g	Weizenvollkornmehl
50 g	Hirseflocken
1	Päckchen Trockenhefe
1 TL	Zucker
1 ½ TL	Salz
2 EL	Olivenöl

- Grünkernschrot über Nacht in Wasser einweichen. Ggf. abtropfen lassen und mit dem Mehl und den Flocken in eine Schüssel geben und in die Mitte eine Mulde drücken. Die Hefe und den Zucker in die Mulde füllen. 300 ml lauwarmes Wasser, das Salz und das Öl hinzufügen.

- Mit den Knethaken des Handrührgeräts so lange kneten, bis sich der Teig vom Rand löst. Den Hefeteig an einem warmen Ort gehen lassen, bis er sein Volumen verdoppelt hat. Erneut durchkneten, zu einem länglichen Brotlaib formen und unter einem Geschirrtuch ein weiteres Mal gehen lassen.

- Den Backofen auf 200 Grad (Umluft 180 Grad, Gas Stufe 3–4) vorheizen. Eine mit Wasser gefüllte, feuerfeste Schale auf den Boden des Backofens stellen. Das Brot auf ein mit Backpapier belegtes Backblech setzen. Die Oberfläche mehrmals tief einschneiden. Mit etwas Wasser bestreichen und mit etwas Schrot bestreuen. Auf mittlerer Schiene etwa 40 Min. backen.

Nährwerte pro Portion:

100 kcal/410 kJ, 3 g Eiweiß, 2 g Fett, 17 g Kohlenhydrate, 3 g Ballaststoffe

MEHR WISSEN

Kleine Warenkunde: Grünkern

Eigentlich ist Grünkern ein unreifes Dinkelkorn. Sein einzigartiges nussiges Aroma schätzen nicht nur Vollwertköstler, sondern auch Feinschmecker. Hätten Sie gedacht, das Kochen mit Grünkern eine aus der Not geborene Erfindung ist? Vor rund 200 Jahren gab es in Süddeutschland aufgrund schwerer Unwetter viele Missernten. Daher schnitten die Bauern aus Furcht vor drohendem Hunger den unreifen Dinkel und trockneten das Getreide über dem Feuer. Die Körner konnten so längere Zeit gelagert und auch gemahlen werden.

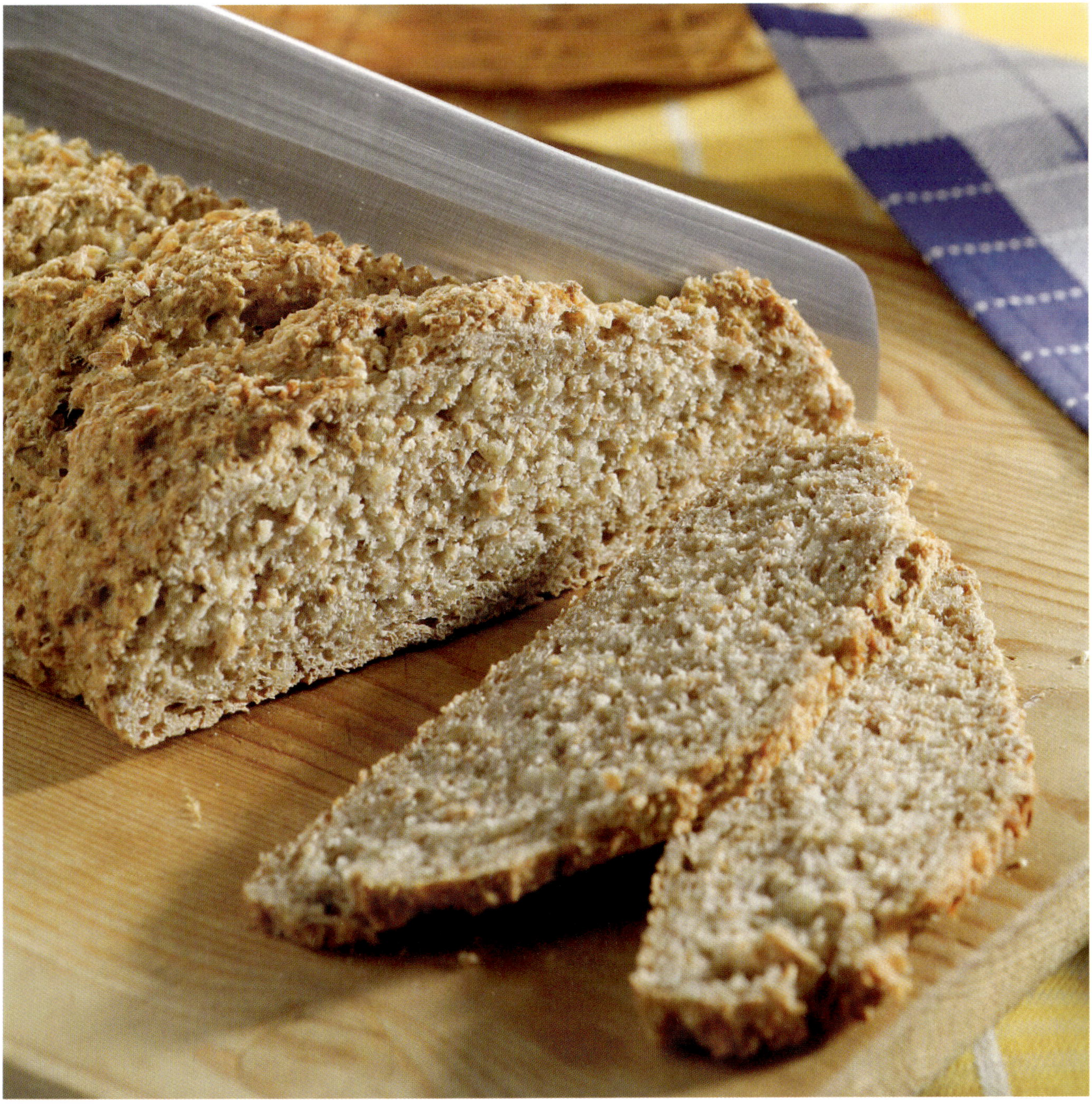

Feste

Gesund schlemmen und Ihren Magen und Darm dabei nicht überlasten – das ist kein Problem bei den leckeren Menüs, Büfetts und Kaffeetafeln, die wir für Sie zusammengestellt haben. Sicher wird auch Ihren Gästen schmecken, was Sie gezaubert haben. Viel Vergnügen beim Vorbereiten!

Büfett: unkompliziert und gut vorzubereiten

Für Gesellschaften ab zehn Personen eignet sich besonders gut ein Büfett. So kann sich jeder selbst bedienen, die Gäste kommen leichter ins Gespräch und Sie geraten nicht in den Stress, jeden Gang servieren zu müssen. Hier finden Sie kalte und warme Köstlichkeiten, die auf Ihrem Büfett nicht fehlen dürfen:

	Seite
Dinkel-Buttermilch-Brot	148
Fencheltoast	44
Sauerkrauttoast	44
Spargel-Tomaten-Salat	50
Kartoffelsalat mit Rucola	55
Gefüllte Putenbrust mit Käsehaube	70
Kohlrabitörtchen	48
Rote-Grütze-Kuchen	142

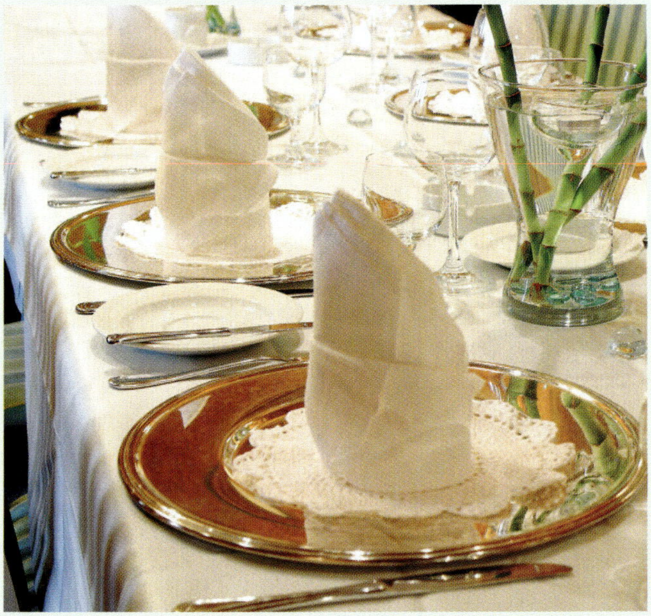

▲ Das Auge isst mit – ein hübsch gedeckter Tisch zeigt Ihren Gästen, wie viel sie Ihnen wert sind.

SO WIRD'S GEMACHT

Die Vorbereitungen

Eine Woche vor dem Fest:

- Kümmelbrötchen schon backen, frisch einfrieren und am Tag selbst auftauen.

Am Tag davor:

- Reissalat Brüssel zubereiten und bis zum nächsten Tag kalt stellen.
- Kartoffelsalat mit Rucola zubereiten, bis auf den Rucola alles zugeben und ziehen lassen.
- Gefüllte Putenbrust mit Käsehaube zubereiten.

Am Festtag:

- Gute-Laune-Drink mixen.
- Fenchel- und Sauerkrauttoast vorbereiten.
- Kohlrabitörtchen und Rote-Grütze-Kuchen backen.

Menüs – von festlich bis deftig

Laden Sie vier bis sechs Personen ein, ist auch ein mehrgängiges Menü ohne viel Mühe machbar. Besonders schön wird's, wenn Sie das Essen auf die Jahreszeit abstimmen. Ein festliches Menü für die eher kalte Jahreszeit besteht aus:

	Seite
Vorspeise: Brokkolicremesuppe mit Forelle	56
Hauptgang: Kalbskotelett in Portweinsauce	88
Zucchini-Tomaten-Gemüse	96
Dessert: Obstsalat mit Datteln	119

Überraschen Sie Freunde mit einem sommerlichen Menü:

Vorspeise: Italienischer Blattsalat	54
Hauptgang: Fischlasagne mit Krabben und Frühlingsgemüse	105
Dessert: Erdbeersalat mit Pistazien	120

Auch mit einem italienischen Abend können Sie Ihre Gäste begeistern. Hier gehören unbedingt dazu:

Vorspeise: Spargel-Tomaten-Salat	50
Hauptgang: Hähnchenkeule mit Fenchel-Tomaten-Gemüse	75
Dessert: Orangen-Grapefruit-Salat	118

Sobald die Tage länger und die Abende lauer werden, duftet es aus den Nachbargärten nach Gegrilltem. Laden Sie Ihre besten Freunde zu einem vergnüglichen Grillabend ein:

Zucchini-Puten-Spieße	78
Folienkartoffeln mit Dip	46
Kartoffelsalat mit Rucola	55
Italienischer Blattsalat	54

Haben Sie Gäste zum Kaffeekränzchen da? Wie wäre es, wenn Sie sie mit lauter köstlich neuen Leckereien begrüßen? Dazu gehören:

	Seite
Erdbeer-Yogurette-Torte	136
Kefir-Mandarinen-Schnitten	144
Haselnuss-Schoko-Muffins (besonders beliebt bei Kids)	145
Müslischnitten	145

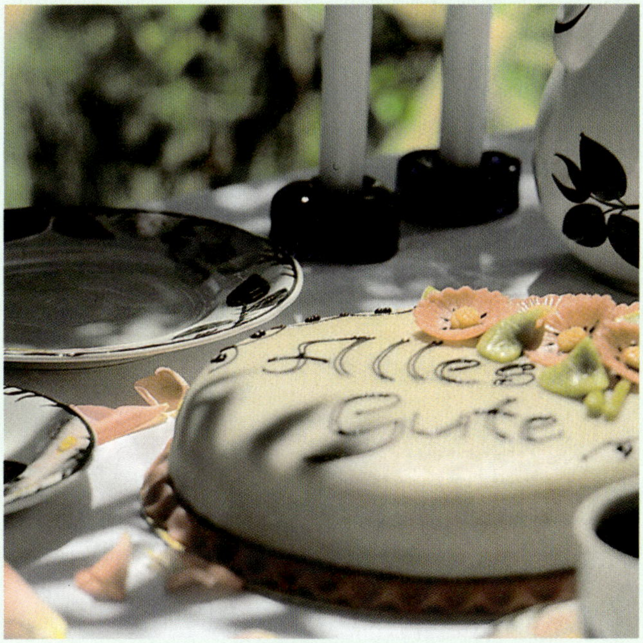

▲ Eine schöne Kaffeetafel mit verschiedenen Kuchen und Teilchen freut nicht nur das Geburtstagskind.

Rezeptverzeichnis

Bibliografische Information der Deutschen Nationalbibliothek
Die Deutsche Nationalbibliothek verzeichnet diese Publikation in der Deutschen Nationalbibliografie; detaillierte bibliografische Daten sind im Internet über http://dnb.d-nb.de/ abrufbar.

Programmplanung: Uta Spieldiener

Redaktion und Bildredaktion: Anja Fleischhauer

Umschlaggestaltung und Layout: CYCLUS Visuelle Kommunikation

Bildnachweis:

Umschlagfoto vorn: Stock Food
Rezeptfotos im gesamten Buch: Fridhelm Volk, Stuttgart
Seite 10, Seite 11, Seite 14 links, Seite 15, Seite 16, Seite 17 links, Seite 22 links, Seite 25 Mitte, Seite 26, Seite 28 links, Seite 29 oben, Seite 30, Seite 31 oben, Seite 36, Seite 40, Seite 58, Seite 83, Seite 88, Seite 96, Seite 97, Seite 110, Seite 122, Seite 140,

Pixelquelle: Seite 13 unten, Seite 26 (Kürbis), Seite 54 unten, Seite 130, Seite 137, Seite 145,

CMA: Seite 48, Seite 54 oben, Seite 62, Seite 64, Seite 65, Seite 68, Seite 125,

Seite 19: Anne Iburg; Seite 29 unten: Fackelmann

Alle anderen Fotos: Archiv der Thieme Verlagsgruppe.

Die abgebildeten Personen haben in keiner Weise etwas mit der Krankheit zu tun.

© 2006 TRIAS Verlag in MVS Medizinverlage Stuttgart GmbH & Co. KG
Oswald-Hesse-Straße 50, 70469 Stuttgart
Printed in Germany

Satz: OADF, Holzgerlingen
gesetzt in: InDesign
Druck: Druckhaus Götz GmbH, Ludwigsburg

Gedruckt auf chlorfrei gebleichtem Papier

ISBN 3-8304-3317-4
ISBN 978-3-8304-3317-0

1 2 3 4 5 6

Wichtiger Hinweis: Wie jede Wissenschaft ist die Medizin ständigen Entwicklungen unterworfen. Forschung und klinische Erfahrung erweitern unsere Erkenntnisse, insbesondere was Behandlung und medikamentöse Therapie anbelangt. Soweit in diesem Werk eine Dosierung oder eine Applikation erwähnt wird, darf der Leser zwar darauf vertrauen, dass Autoren, Herausgeber und Verlag große Sorgfalt darauf verwandt haben, dass diese Angabe dem **Wissensstand bei Fertigstellung des Werkes entspricht.**

Die Ratschläge und Empfehlungen dieses Buches wurden vom Autor und Verlag nach bestem Wissen und Gewissen erarbeitet und sorgfältig geprüft. Dennoch kann eine Garantie nicht übernommen werden. Eine Haftung des Autors, des Verlages oder seiner Beauftragten für Personen-, Sach- oder Vermögensschäden ist ausgeschlossen.

Geschützte Warennamen (Warenzeichen) werden **nicht** besonders kenntlich gemacht. Aus dem Fehlen eines solchen Hinweises kann also nicht geschlossen werden, dass es sich um einen freien Warennamen handelt.

Das Werk, einschließlich aller seiner Teile, ist urheberrechtlich geschützt. Jede Verwertung außerhalb der engen Grenzen des Urheberrechtsgesetzes ist ohne Zustimmung des Verlages unzulässig und strafbar. Das gilt insbesondere für Vervielfältigungen, Übersetzungen, Mikroverfilmungen und die Einspeicherung und Verarbeitung in elektronischen Systemen.